유방암,
굿바이

박경희 · 이수현 지음

봄이다 프로젝트

유방암,
굿바이

박경희 · 이수현 지음
2019년 6월 24일 초판 1쇄 발행
2024년 1월 11일 초판 6쇄 발행

펴낸이 최종훈
펴낸곳 봄이다 프로젝트
등록 제2017-000003호
주소 경기도 양평군 서종면 황순원로 414-58 (우편번호 12504)
전화 02-733-7223
이메일 hoon_bom@naver.com

편집 이나경 박준숙
디자인 designGo
인쇄 SP
저작권자 ©박경희 · 이수현 2019

ISBN 979-11-963622-2-5
값 13,000원

*이 책은 〈한쪽가슴으로 사랑하기〉(2010년, 청년의사)의 증보개정판입니다.

두 의사가 보낸 특별한 1년

유방암을 진단받은 후배 의사와

암을 치료하는 선배 의사의

경험과 마음 나눔

추천의 말

● 의사는 자신이 환자가 되었을 때 또 다른 세계를 경험한다. 의사 입장에서는 볼 수 없었던 것들이 보이고, 환자의 마음이 절절히 느껴진다. 척추질환을 수술하는 신경외과 의사인 나 역시 젊은 날 지독한 허리 통증으로 고생하면서 환자들이 겪는 고통의 깊이와 치료에 대한 기대가 무엇인지 절감한 적이 있다. 어쩌면 그 순간은 의사가 환자에게 가장 가깝게 다가가는 지점이다. 의사로서 환자가 되는 건 가장 피하고 싶은 현장 실습이지만, 그럼에도 불구하고 환자를 이해하기 위해 의사에게는 최고의 훈련이 될 수 있다.

암이라는 질병은 단순히 훈련이라는 차원을 벗어나 더욱 특별하다. 의사로서 수많은 암 환자들을 만나기도 하지만, 의사 역시 자신은 물론 가까운 가족, 친구, 동료가 암 진단을 받고 갑자기 환자가 되는 난감한 상황을 피할 수는 없다.

10년 전, 막 의사의 길에 들어선 박경희도 환자가 되어, 환자에 대해 온몸으로 직접 고통스럽게 배워야 했다. 그러면서도 유방암 환자로 살았던 1년의 불안과 치료 과정을 솔직하게 기록했고, 후배 박경희의 치료에 함께한 종양내과 전문의 이수현은 유방암 환자에게 필요한 정보와 조언을 아낌없이 나누었다. 박경희는 암 치료를 받느라 더없이 힘들었고, 이수현은 암 환자를 치료하느라 정신없었을 텐데도 두 사람은 그 시간을 책으로 엮어내는 값진 일을 해냈다. 진실로 환자에 대한 애정이 없었다면 두 의사의 기록은 책으로 나오지 못했을 것이다.

대한민국 암 치료의 역사를 선도해온 세브란스병원에서 배우고 성장하며 이 책을 쓴 이수현 교수와 박경희 교수가 자랑스럽다. 이 책은 분명 치료 과정 중에 있는 많은 암 환자들에게 구체적인 도움과 희망이 되어줄 것이며, 암을 치료하는 의사에게는 환자를 이해하는 수준 높은 참고서가 될 것이라 믿는다.

_ **윤도흠** | 연세대학교 의무부총장 겸 의료원장

● 이 책은 매우 독창적인 형식으로 구성되어 있다. 내과 레지던트 과정을 막 시작한 초보 의사 박경희가 암을 진단받고 치료받는 과정과 그동안의 감정 변화가 한 축을 이루고 있고, 다른 한 축은 그 과정을 지켜본 종양내과 전문의 이수현이 의사이자 환자인 후배를 위해 추가적인 정보를 주며 격려하는 내용으로 이루어져 있다.

의사이면서 환자인 후배, 그리고 의사이면서 보호자였던 선배가 나눈 훈훈한 대화들은 모든 암 환자와 그 가족에게, 아울러 암 환자를 진료하는 모든 의료진에게 소중한 자료이자 격려가 될 것이다. 연세대학교 의과대학 내과학교실의 후배들이 자신들의 아픈 경험을 이렇게 독창적인 아이디어로 순수하게 표현한 것이 선배로서 더없이 자랑스럽다.

_ **정현철 교수** | 세브란스병원 종양내과, 전 연세암병원장

● 20대의 젊은 나이에 유방암, 그것도 3기 유방암을 진단받은 의사 박경희는 자신이 1년 동안 겪은 모든 일들을 너무도 실감나게 기록했다. 항암치료, 수술, 방사선치료의 모든 과정을 일기를 쓰듯 기록했는데, 그 기록은 여느 투병기와는 아주 달랐다. 아마도 그가 의사인 동시에 환자였기 때문일 것이다.

종양학을 전공한 선배 의사 이수현이 덧붙인 글들은 이 책을 더 특별하게 만든다. 그녀는 치료자이자 친구이자 동료로서 유방암에 걸린 후배에게, 그리고 유방암에 걸린 모든 환자와 그 가족들에게 지지와 격려의 메시지를 보내면서 동시에 많은 정

보를 제공하고 있다.

매일매일 유방암 환자들을 진찰하고 상담하고 치료하는 나에게 이 책에 나오는 이야기 중 상당 부분은 그저 '일상'처럼 느껴진다. 하지만 이 책의 두 저자가 젊은 여성이자 젊은 의학도이자 환자로서 아주 솔직하게 털어놓은 이야기들은 내가 평소에 느끼거나 짐작했던 것 이상이었다. 그래서 이미 수많은 유방암 환자들의 사연을 접해본 나에게도 이 책은 신선했다.

부디 이 책이 많은 유방암 환자들에게 "병을 이길 수 있다"는 신념을 갖게 해주면 좋겠다. 또 오랜 치료 과정에서 겪게 되는 많은 고통을 극복할 수 있는 용기를 갖게 해주면 좋겠다. 환자의 주변 사람들이나 의료진에게도 많이 읽혀서, 그들이 유방암 환자들의 어려움을 더 잘 이해할 수 있게 되었으면 좋겠다.

_ 노동영 교수 | 서울대병원 유방센터

● 환자 박경희는 내가 '아마도 그럴 것'이라 생각했던 것들을 참 잘 기술해놓았다. 나는 이 책을 읽고 그간 어렴풋이 짐작했던 환자의 신체적, 심리적 변화를 세세하게 이해할 수 있었다.

이수현은 내가 진료실에서 환자들에게 자세하게 이야기해주고 싶지만 시간이 부족해 미처 설명하지 못했던 내용들을 친절하게 정리해놓았다. 내가 했어야 하는 일을 후배들이 대신 해준 것 같아 계면쩍기도 하고 고맙기도 하다. 이 책을 읽으면 환자들이 앞으로 받을 치료에 대해 미리 간접경험을 하면서 실제로 치료를 받을 때 더 지혜롭게 대처할 수 있을 것이다. 힘든 상황이 닥쳤을 때도 이 책을 보면서 용기를 얻을 수 있기를 바란다. 환자를 곁에서 지켜보는 가족들도 이 책을 통해 환자를 더 잘 이해하고 더 많은 도움을 줄 수 있을 것으로 확신한다.

_ **손주혁 교수** | 세브란스병원 종양내과

● 몇 해 전 어느 날, 평소 주변 사람들에 대한 깊은 관심과 열정으로 병원을 종횡무진 활동하던 이수현 교수가 조금 쑥스러운 얼굴로 이 책을 선물했던 기억이 난다. 후배의 갑작스러운 불행 앞에 자상하고도 섬세한 조언으로 그 긴 터널의 끝까지 인도해나가는 모습은 마치 그녀의 진료실에 날마다 동행하는 기분이었다. 갑자기 환자가 된 박경희 교수의 솔직하고도 성숙

한 투병기는 안쓰러우면서도 성하의 신록을 보는 듯한 청춘의 에너지가 느껴지기도 했다.

그렇게 아름다운 동행을 했던 그녀들은 10년 동안 다른 곳에서 각자의 길을 걸었다. 후배는 내과 전문의가 되었고, 결혼해 엄마가 되었으며, 선배는 대학병원에서 유방암 환자를 보다가 잠시 현장을 떠났다 다시 돌아왔다. 그런 그녀들이 10년 후의 이야기를 추가해 책을 새로 낸다는 기쁜 소식을 들었다.

이 책은 환자나 가족에게 다른 사람의 경험을 통해 병을 이길 방법과 용기를 주는 안내서이며, 의사 선생님으로부터 진료실에서 못다 들은 생생한 이야기요, 조언이 될 것이다. 또한 의학을 공부하는 젊은 의사들에게는 환자를 이해할 수 있는 좋은 교육 자료가 될 것으로 믿는다.

_ 박경화 교수 | 고려대학교 안암병원 종양혈액내과

contents

경희 | **암 진단**

그 시간 앞뒤로 아무 기억이 없다

헤어진 연인을 아픈 기억이 아니라 좋은 추억으로 회상하는 데는 어느 정도의 시간이 필요할까? 아마도 1년이면 충분하지 않을까? 처음 유방암 진단받았던 날을 슬프지 않게 '과거'의 일로 회상하는 데는 1년보다는 더 많은 시간이 필요했다. 10년이 지난 지금도 진단받기까지의 과정들이 생생하게 생각난다. 치료를 다 끝낸 뒤에도 가끔 잠이라도 설치는 날에는 유방암을 진단받고 치료받던 그 시간들이 꿈속에서 되살아나 흠칫 놀라곤 했다.
'잘 견디고 있다', '난 괜찮아'라며 스스로에게 했던 다짐이 결국 남에게 보이기 위한 치기 어린 자신감이 아닌가 하는 생각도 들었다.

내 몸에 너무 무심했구나

2008년 10월, 내과 레지던트 1년 차 생활이 이제 슬슬 손에 익어가고 병원 생활에도 자신감이 생기던 즈음이었다. 아침에 속옷을 입다가 손이 가슴을 스치는데 무언가 덩어리가 만져졌다. 메추리알만 한 크기에 통증도 없고 말랑말랑하며 요리조리 움직이고 경계가 분명한 촉감이었다. '나에게도 섬유선종이 생겼구나.' 당연히 그렇게 생각했다. 설마 암일 수도 있다는 생각은 전혀 하지 않았다. 난 유방암 가족력도 없고, 유방암의 위험 요소인 빠른 초경, 늦은 폐경, 경구 피임제 등과는 전혀 관련이 없으며, 담배는커녕 술도 입에 못 댄다. 그런 나에게 암이 생길 거라는 생각은 단 한 번도 해보지 않았다.

그래도 근무 시간을 쪼개 초음파검사를 받았다. 예상대로 양성으로 보인다는 소견이 나왔다. 하지만 혹시 몰라서 당분간 경과 관찰을 하기로 했고, 우선 두 달 후에 다시 검사를 받기로 했다. 내 몸에서 무슨 일이 일어나고 있는지도 모른 채 난 또다시 바쁜 1년 차 레지던트의 삶으로 돌아갔다. 그런데 3개월이 지난 2009년 1월의 어느 날, 예전보다 훨씬 커져 있는 덩어리를 발견했다. 불안했다. 12월에 했어야 할 검사를 아직도 안 했다는 것을 그제야 깨달았다. 만져보면 양성종양의 촉감인데, 점점 커진다는 것이 불안했다.

초음파검사 결과, 여전히 양성으로 보이긴 하지만 크기가 너무 커져서 맘모톰mammotome(유방에 바늘을 넣어서 조직검사 또는 절제를 하는 기구)이나 부분 마취로는 절제가 힘들고 전신마취를 해서 유방 부분 절제술을 하는 것이 좋겠다는 설명을 들었다. 그러니 그전에 일단 조직검사를 해보자고 하셨다. 선생님은 암인 것 같지는 않다고 하셨지만, 애써 당혹감을 감추는 듯한 태도가 느껴졌다.

나는 암이 아니라는 사실에 가슴을 쓸어내리기는커녕, 혼자 의사실 당직용 침대에 걸터앉아 하염없이 눈물을 흘렸다. '내 몸에 내가 너무 무심했구나. 진작 알아채고 검사를 받았으면 이렇게 수술까지는 하지 않을 수도 있었을 텐데….' 그동안 젊다고 자만하며 내 몸이 내는 소리에, 내 몸이 변화하는 모습에 귀 기울이지 않고 눈여겨보지 않았던 일들이 너무 후회되기 시작했다. 내몸이, 내 가슴이 그렇게 안쓰러워 보일 수가 없었다.

그렇게 울고 있는데, 윗년 차 선생님에게 전화가 왔다. 검사 결과가 어떠냐고 묻는 선생님의 질문에 대답을 할 수가 없었다. "암은 아닌 것 같은데요, 일단 조직검사는 했어요." 이렇게 말하고 나니 눈물이 나서 더 이상 얘기를 할 수가 없었다. 수술해야 한다는 말이 입 밖으로 나오지 않았다. 뭔가 심상치 않은 분위기를 감지하신 선생님은 의국으로 나를 찾아와 선뜻 병가를 내라고 말씀하셨다. 그리고 여기저기에 전화를 해서 내가 병가를 낼 수 있도록 나의 빈자리를 대신할 사람들을 물색하기 시작했다.

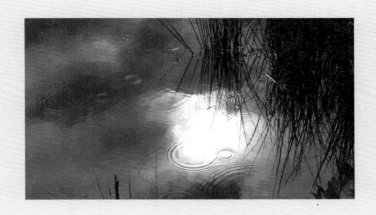

금이라 해서 다 반짝이는 것은 아니며, 헤매는 자가 다 길을 잃은 것은 아니다.

오래되었어도 강한 것은 시들지 않고 깊은 뿌리에는 서리가 닿지 못한다.

타버린 재에서 불길이 일 것이며, 어두운 그림자에서 빛이 솟구칠 것이다.

_ *J. R. R.* 톨킨

혼자서 저절로 알게 되는 일들

그렇게 병가를 냈다. 2년 차 레지던트가 되기 한 달 전이었다. 그 병가가 오래 이어질 것이라고는 상상조차 하지 않았다. 부모님께 전화를 걸어 "가슴에 뭔가 만져지는데 악성인 것 같지는 않고, 수술만 하면 된대요"라며 일부러 아무렇지도 않은 듯 얘기하고 주섬주섬 짐을 챙겨 병원을 나섰다.

오랜만에 집에 가서 이틀 동안 죽은 듯이 잠만 잤다. 엄마가 해주는 맛있는 음식을 먹을 때 말고는. 며칠 후에는 병리과에 있는 친구에게 전화를 걸어 내 조직검사 슬라이드가 만들어져서 나올 때가 됐는데 혹시 나왔는지 살펴보고 결과 좀 알려달라고 부탁을 해두었다.

입원 전날, 그러니까 수술 이틀 전이었다. 조직검사 결과가 어떻게 나오든 수술은 해야 하는 상황이었기에, 미리 수술 날짜를 잡아놓은 터였다. 오랜만에 엄마와 단 둘이서 집 근처에 있는 근사한 중식당에서 점심을 먹고 있는 참에 전화가 왔다. 병리과에 있는 친구였다.

"경희야, 슬라이드 봤는데…. 양성이 아니고 악성이야."

그 얘기를 듣는 순간, 아무 느낌도 없었다. 그저 멍하기만 했을 뿐. 정말 악성이 맞는 건지, 윗년 차 선생님이랑 같이 보고 확인한 건지, 세포 종류는 어떤지, 아무것도 물어보지 못한 채 아무 생각 없이 전화기만 들고 있었다. 그다음에 친구가 무슨 말을 했는지는 솔직히 기억이 나지 않는다. 뭔가 힘내라는 얘기를 한 것 같은데, 아무 기억이 없다. 단지 "양성이 아니고 악성이야"라는 소리만 무한 반복되며 내 머릿속을 맴돌았다.

앞에 앉아 점심을 드시는 엄마에게 도저히 말을 꺼낼 수가 없었다. 결혼도 안 한, 게다가 이제 겨우 만 스물여섯의 어여쁜 당신 딸이 유방암 진단을 받았다고 도저히 말씀드릴 수가 없었다. 꾸역꾸역 점심을 먹다가 문득 항암치료를 받고 수술을 받고 방사선치료를 받을 내 모습이 떠올랐다. 그러자 갑자기 눈물이 뚝뚝 떨어지기 시작했다. 아마도 엄마는 전화를 끊고 말없이 밥을 먹는 내 모습을 보면서 뭔가 불길함을 느끼셨을 것이다. 그리고 내 눈물을 보고는 가슴이 철렁 내려앉았을 것이다. 살다 보면 아무도 말해주지 않지만 혼자서 저절로 알게 되는 일들이 있다. 엄마도 그렇게 알아차렸을 것이다. 내 유방의 혹이 양성이 아니고 '암'이라는 사실을.

수현 | 암 진단을 받은 당신에게

치료 성공의 첫걸음,
자신의 병에 대해 정확한 인식

"조직검사 결과가 나왔습니다.
악성입니다."
"악성이라는 게 암이라는 뜻인가요?"
"그렇습니다. 유방암입니다."
의사와 환자 사이에 한동안 침묵이
흐른다.
무겁게 긴장되고 금방이라도 터져버릴
것 같은 침묵….

분명 해결책이 있을 것이라 믿고 싶은 환자가 의사에게 질문 공세를 퍼부으면서, 혹은 암 진단을 받고 파랗게 질려버린 환자를 보고 마음이 초조해진 의사가 앞으로 필요한 추가 검사와 치료 일정을 의례적으로 설명하면서, 침묵이 깨진다. 유방암을 진단받은 환자들은 앞으로도 여러 상황에서 침묵의 순간을 맞이하게 되지만, 처음 진단받는 이 순간의 침묵이 가장 무거울 것이다.

그러나 침묵의 벽을 허물고 앞으로 나가는 용기도 환자 스스로에게서 나온다. 의사는 그 용기를 잘 북돋워주고 이들 모두가 슈퍼맨처럼 씩씩하게 치료받고 일상의 수다스러움으로 돌아갈 수 있도록 도와주는 사람이 아닐까?

치료의 시작 상황, 환자마다 약간 다르다

처음으로 유방암을 진단받은 환자에게 의사인 나는 다음 중 하나로 설명을 시작하게 될 것이다.

"그동안의 검사 결과를 종합해보니 일단 수술은 할 수 있을 것으로 생각됩니다. 수술할 수 있다는 것은 완치를 바라볼 수 있다는 의미니까 다행입니다. 환자분의 병기는 수술 후 나온 조직을 검사해서 최종적으로 결정될 것입니다. 그 결과에 따라 추가로 항암치료나 방사선치료가 필요할지 설명드리겠습니다. 일단 외과 선생님과 수술 날짜를 잡읍시다."

혹은
"수술을 할 수는 있을 것 같습니다. 다만 지금 종양이 비교적 크고, 겨드랑이 림프절까지 전이된 것 같으니 수술 전에 항암치료를 먼저 하는 것이 효과적일 것 같습니다. 수술 전에 항암치료를 하면 종양의 크기도 줄어들고, 유방보존술을 해볼 수 있습니다. 또 지금 검사에서 눈에 보이지 않는 미세 전이에 대한 치료 효과까지 기대할 수 있습니다. 수술 전 항암요법을 먼저 하고 수술을 하도록 하겠습니다."

혹은
"수술을 할 수 있는 병기가 아닌 것 같습니다. 유방에서 병이 시작되어 다른 장기로 전이된 4기 유방암입니다. 지금 상태에서는 수술보다는 전신 항암치료를 통해 병을 다스리는 게 좋겠습니다. 완치는… 어렵습니다. 다만 병을 잘 조절해서 고통 없이 생명을 연장하실 수 있습니다. 최선을 다해 치료해봅시다."

환자가 어느 병기에서 진단받는지에 따라 치료의 시작 상황이 약간 다르다. 왜 이런 방식으로 치료를 받아야 하는지, 병기가 높지도 않다면서 머리가 다 빠지고 구토감도 심한 항암주사를 왜 맞아야 하는지, 왜 나한테만 더 비싼 표적치료제를 권하는

지, 누구는 방사선치료를 하고 누구는 하지 않는지, 누구는 항호르몬제를 5년 먹고 누구는 10년 먹고 누구는 먹지 않는지, 결혼하지 않은 미혼 여성이 항암제를 맞으면 임신과 출산에 어떤 영향을 미치는지, 이 모든 상황이 환자 개인의 병 상태, 암세포의 생물학적 특성 등에 따라 조금씩 다르게 전개된다.

그러므로 다른 유방암 환자의 치료와 나를 비교할 필요도 없고, 비교할 수도 없다. 또 귀가 얇아져서 다른 환자나 보호자들의 이야기에 솔깃할 필요도 없다. 담당 의사를 믿고 그와 상의하고 표준적인 유방암 치료 지침을 따르는 것이 필요하다.

이제 막 암 진단을 받은 환자들은 이 상황 자체가 얼떨떨하고 경황이 없어서, 의사가 또박또박 이런 설명을 해줘도 아직 받아들일 여유가 없다. 의사는 환자가 마음을 다잡을 동안 잠시 기다려주는 것이 필요할지도 모르겠다.

유방암 치료가 성공하려면

처음 유방암을 진단받은 환자들에게 병에 대한 정확한 지식을 전달하고 앞으로의 치료 계획을 잘 설명해주는 것은 매우 중요하다. 진단 초반에 환자가 자신의 병에 대해 정확한 인식을 갖는 것은 현명한 환자로 살 수 있는 첫걸음이다.

다른 암에 비해 유방암은 오래 사는 병이지만, 수술한 지 10년이 지나서 재발되는 경우도 있고, 재발이 됐음에도 불구하고 치료가 잘돼서 수년 동안 별 증상 없이 지내는 경우도 있는 등 병의 진행 과정이 천차만별이다. 그러므로 '난 암이니까', '재발했으니까' 하며 절망해서 치료를 포기하고 세상을 등지면 안 되는 병이기도 하다. 현명한 환자가 되어 자신의 삶을 스스로 컨트롤하며 지내는 분들이 참 많다.

반면 일부 환자들은 병기도 낮고 수술로 종양을 완벽히 제거해 눈에 보이는 병이 없는 상태에서 재발 방지 항암치료를 시행하는 중인데도 뇌 전이, 뇌막 전이, 골수 전이 등이 나타나 급격히 상태가 나빠지고 믿을 수 없을 정도로 빨리 악화되면서 사망하기도 한다. 안타깝지만 아직까지는 환자의 병이 급격히 악화 과정을 밟고 있을 때 이를 효과적으로 막을 수 있는 약은 별로 없고, 약을 써도 잘 듣지 않는 경우가 많다. 환자 앞에서 고민하는 모습만 보여주다가 치료도 제대로 못 해보고 병에게 패배해 물러나고 마는 경우다.

환자의 병기가 높지 않고 예후에 직접적인 영향을 줄 만한 위험 요인을 가지고 있지 않다면 "완치가 가능하다", "해낼 수 있다", "이미 많은 환자들이 잘 이겨내고 있다"는 것을 보여주며 조금은 가벼운 마음으로 치료를 시작할 수 있도록 도와주고 싶다. 위험 요인이 많은 환자라면 "유방암의 유전적, 생물학적 특징들이 조금씩 밝혀지고 있고 끊임없이 임상연구가 진행되고 있으니, 지금 할 수 있는 최선의 치료를 하면서 경과를 지켜보자. 수술을 할 수 있으면 하는 것이 가장 좋고, 그렇지 않다면 증상을 잘 조절해서 일상생활을 잘 유지할 수 있도록 도움을 주는 항암 치료를 하자"고 말하며 치료를 시작하고 싶다.

유방암 치료가 성공하려면, 자기 몸을 잘 관리하고 공부하는 똑똑한 환자, 교과서적인 지식을 바탕으로 최신 지견에 소홀하지 않으면서 근거 중심의 치료 전략을 구사할 줄 아는 의사, 이들이 협력 관계를 맺고 서로를 신뢰하는 것이 절대적으로 필요하다.

감정과 이성이 따로 롤러코스터를 타다

조직검사 결과가 악성으로 나오면서
정확한 진단을 위해 여러 검사가
필요하게 되었다. 폐렴으로
입원했던 다섯 살 이후에 처음 하는
입원이었다. 의과대학 학생 시절부터
하얀 가운을 입고 돌아다니는 것이
더 익숙했던 이 병원에서 환자가
되어 환자복을 입고 병실 침대에
앉아 있자니 여기는 내 자리가
아닌 것만 같았다.
MRI, PET-CT, 초음파 등 여러
검사를 하고 결과를 기다리며 나도
모르게 엉뚱한 생각을 하고 있었다.

'조직 슬라이드가 다른 환자랑 바뀐 건 아닐까? 어쩌면 잘못 봤을지도 몰라. MRI 찍으면 제대로 나올 테니까 그때까지는 난 'R/O$^{rule\ out\ breast\ cancer}$(유방암이 의심되어 유방암 여부 확인이 필요한 상태를 뜻하는 의학 용어)'인 거야. 암이 아닐 수도 있어…'

며칠 동안 그렇게 부정^{denial}의 단계에서 헤어나지 못하고 있는데, MRI와 PET-CT 결과가 나왔다. 확실한 암이었다. 게다가 겨드랑이 림프절, 작은 가슴근 안쪽까지 여러 개의 림프절이 전이되어 있었다.

주변 림프절 전이가 이렇게 많으면 대체 몇 기인 거지? 다른 장기로까지 가지 않은 것이 다행이라고 생각될 정도였다. MRI와 PET-CT 촬영이 끝나자마자 영상의학과에서 서둘러 공식 판독을 해주었다. 나는 환자복을 입은 채로 병동 컴퓨터의 모니터에서 눈을 뗄 수가 없었다.

눈으로 직접 확인하고 나니 이제 더 이상 부정할 수 없었다. 내가 암 진단을 받았다는 사실을 받아들이는 수밖에 없었다. 림프절 전이가 많으니 항암치료, 수술, 방사선치료 중 단 하나도 피할 수가 없었다. 하나쯤은 피할 수 있을 줄 알았는데, 고스란히 3가지를 다 해야 되는구나.

이제 마지막으로 호르몬 수용체(ER$^{estrogen\ receptor}$, PR$^{progesterone\ receptor}$)와 HER2 수용체 결과만 나오면 모든 치료 방향이 결정될 것이다. 얼마 지나지 않아 ER/PR이 음성으로 나왔다. 정확한 결과를 얻기 위해 FISH라는 특수 검사까지 한 결과, HER2도 음성으로 나왔다.

삼중 음성 유방암이라는 진단

ER/PR이 음성이어서 항호르몬제를 쓰지 않아도 되니 좋은 건가? HER2가 음성이니 허셉틴^{herceptin}(유방암 치료제의 일종)은 쓰지 않아도 되는 건가? HER2 양성이면 뇌 전이가 잘 된다고 하는데, 난 HER2 음성이니 뇌 전이는 잘 안 된다는 건가? 1년 차 레지던트 수준에서 알고 있는 유방암 상식을 총동원해 이런 저런 생각을 해보았다.

모든 검사를 종합한 결과 나는 3기 유방암, 삼중 음성 타입으로 진단되었다. 나는 그때까지만 해도 내 진단의 의미, 그러니까 '삼중 음성 유방암^{triple negative breast cancer}'이라는 것이 정확하게 어떤 의미인지 잘 몰랐다. 삼중 음성 유방암에 대한 논문들을 직접 찾아보기 전까지는.

집에 돌아와 삼중 음성 유방암에 대한 공부를 시작했다. 솔직히 그때까지 나는 유방암을 진단받았음에도 불구하고, '죽음'에 대해서는 단 한 번도 생각하지 않았다. 항암치료를 받으면 많이 힘들 거고, 수술을 받으면 한쪽 가슴이 없어질 거고, 방사선 치료를 받으면 피부색이 변하고 기침이 좀 나겠지만, 이 모든 과정이 끝나면 다시 건강해질 거라고만 믿었다. 집에 돌아와 논문을 찾아보면서 삼중 음성 유방암이 다른 유방암보다 예후가 좋지 못하다는 사실을 알기 전까지는 말이다.

관련 논문에는 'aggressive behavior', 'poor prognosis' 등 나쁜 예후를 뜻하는 단어들이 여러 번 나왔다. 그 단어들을 볼 때마다 가슴이 아리고, 주체할 수 없는 눈물이 흘렀다. 내가 죽을 수도 있다는 생각을 그때 처음으로 했다.

처음 든 생각, 죽을 수도 있겠구나

의과대학을 다니며 퀴블러 로스^{E. Kubler Ross}의 '죽음의 5단계'에 대해 배웠다. 죽음을 맞이하는 사람들이 부정–분노–타협–우울–수용의 순서로 적응하게 된다는 내용으로, 이 순서와 각 단계별 특징을 정확하게 암기하는 것이 매우 중요한 일이었다. 주관식으로 시험에 자주 나오는 문제였으니까.

그렇지만 막상 내가 암 환자가 되고 죽음이라는 상황에 직면해보니, 시험공부를 하면서 정확하게 달달 외워야 했던 그 죽음의 5단계는 거짓이었다. 죽음의 위협은 그렇게 5단계 순서에 맞춰 일어나지 않았다. 각각의 단계를 특징짓는 모든 생각들이 한꺼번에 머릿속을 휘저어놓았다.

'이건 아니야'의 부정, '왜 하필 나야?'의 분노, '하나님이 더 좋은 의사가 되라고 잠시 시련을 주신 거야. 다시 건강해진다면 훨씬 더 좋은 의사가 될 거야'의 타협, 결혼도 안 한 만 스물여

섯 살 젊은 여자의 마음속에 콕 박혀버린 헤어나오기 힘든 우울
감, '그래도 이제껏 살아온 내 삶에 후회는 없으니 최선을 다해
치료받고 결과는 하늘의 뜻에 맡기자'는 수용의 감정들이 하루
에도 수십, 수백 번씩 교차되었다.

모든 치료 과정을 마친 후에도 한동안은 비슷한 감정이 소용돌
이쳤다. 내가 이 모든 상황을 잘 수용하고 있다고 생각하다가
도, '혹시 내가 암이 아니었던 건 아닐까? 호르몬 수용체 검사
가 틀렸던 건 아닐까? 삼중 음성 유방암이 아닌 건 아닐까?' 하
며 부정의 단계에 머물 때가 있었다. 특히 친구의 결혼식을 다
녀오는 날에는 꼭꼭 감춰두었던 우울한 마음이 스멀스멀 기어
나왔고, 충격적인 뉴스를 장식하는 온갖 나쁜 사람들을 볼 때
마다 '저렇게 나쁜 사람도 병에 안 걸리고 잘 사는데 왜 하필 나
야!' 하는 분노가 살아나기도 했다.

치료를 시작한 초반에는 이런 생각의 회오리 속에서 혼자 잠드
는 게 두려워서 밤이 깊도록 쏟아지는 잠을 주체할 수 없을 때
까지 온갖 드라마 채널을 돌려가며 폐인처럼 미국 드라마, 일
본 드라마에 빠졌고, 전화로 친구와 밤새 수다를 떨기도 했다.
뭔가 생각하는 것조차 두려워서 낮에도 그림이나 꽃꽂이, 손바
느질, 뜨개질에 빠져 지내야 했다.

손으로 무언가를 만든다는 것은 많은 생각을 잊게 해준다. 그
래서 옛날 우리 여인들은 전쟁 나간 남편을 기다리며 호롱불
밑에서 조각보를 만들었고, 직녀는 베를 짜며 1년에 단 한 번

뿐인 견우와의 만남을 기다렸는지도 모르겠다. 그렇게라도 해서, 당시의 나처럼 조금이라도 현실에서 벗어나고 싶었던 건 아닐까.

정확한 병기는 수술 후에 확정된다

유방암이 진단되면 유방 초음파검사,
MRI나 PET-CT 등 영상학적 검사를
통해 암의 크기(T), 림프절의 분포와
개수(N), 원격 장기로의 전이
여부(M)에 따라 병기(TNM stage)를
결정하고 수술 가능성 및 범위를
계획한다. 유방암 환자의 예후를
결정하는 가장 중요한 요인이 최초
진단 시 병기라고 알려져 있고, 병기에
따라 생존 그래프의 차이는 확실하다.
암을 진단받은 환자는 마음이
다급하겠지만, 시간이 좀 걸리더라도
병기 설정을 위한 추가 검사를 하는
것은 예후를 예측하고 장기적인 치료
계획을 세우는 데 반드시 필요하다.

"별로 크지도 않고 증상도 없어요. 초음파검사에서는 양성 같다고 했는데, 제가 정말 암이 맞나요?"

유방암을 의심할 만한 증상들이 있다. 유두가 함몰되거나 유두에서 진물이나 핏빛 분비물이 나올 때, 만져지는 멍울이 있다거나 유방 주위의 피부가 함몰되거나 붓고, 피부 색깔이 붉게 변하고 피부궤양이 생기면 유방암을 의심해야 한다. 정작 유방은 괜찮은데 겨드랑이에서 뭔가가 만져져 진단되는 경우도 있다. 유방은 표피 조직이기 때문에 주의 깊게 들여다보거나 만져보다가 이상을 발견해 진단되는 경우가 많다.

그러나 항상 이런 가시적인 변화를 동반하는 것은 아니기 때문에 초기 변화를 놓치는 경우도 종종 있다. 육안적인 변화나 여타의 증상이 없는 상태에서 건강검진을 하다가 조기에 암을 발견하는 경우가 있는가 하면, 특별한 증상 없이 전신으로 암이 진행해 이미 수술을 할 수 없는 단계에 이른 이후에 진단받는 경우도 있다. 즉 특징적인 증상과 변화가 없더라도 유방암일 수 있기 때문에 의심이 되면 반드시 검사하고, 영상검사 결과가 애매하면 조직검사로 확인하는 것이 원칙이다.

"제가 진짜 유방암이라면 몇 기인가요?"

유방암은 조기 검진을 통해 병기가 낮은 상태에서 발견되면 수술해서 완치될 수 있는 확률이 높고 생존율을 유의미하게 향상시킬 수 있으므로, 결과가 두려워서 검사를 미루는 것은 아주 미련한 행동이다.

일부 암을 제외한 대부분의 암과 마찬가지로 유방암은 초음파, CT, MRI 등과 같은 영상검사만으로는 확진할 수 없고, 반드시 의심되는 병변에서 유방조직을 떼어내 현미경으로 암세포의 존재를 확인해야만 비로소 암이라고 확진할 수 있다. 조직검사를 해서 얻은 조직에 약품을 처리해 굳히고 녹이고 염색하는 등의 조작 과정에 48~72시간이 소요된다. 경우에 따라서는 추가 염색을 하기도 하고, 조직이 불충분해 판정이 어려울 경우에는 조직검사를 재시행하는 경우도 있다. 결과가 아주 애매해서 2~3개월 후에 다시 조직검사를 해야 하는 경우도 있다. 조직검사를 다시 해야 하는 상황을 쉽게 이해하지 못하는 환자들은 오진을 했거나 시술을 잘못한 게 아니냐는 원망 섞인 불만을 표한다. 조직검사를 해놓고 결과가 나오기를 기다리는 동안 환자들은 초조하고 지치지 않을 수 없다.

암을 진단받은 환자의 예후, 즉 앞으로 얼마나 생존할 수 있는지 혹은 완치될 수 있는지를 정확하게 예측할 수 있는 요소 중하나가 바로 병기^{stage}다. 4기만 아니라면 예외적인 상황을 제외하고는 대개 수술을 할 수 있다. 수술을 하고 항암치료를 하거나 수술 전에 항암치료를 하는 등 순서에 차이가 있을 수는 있지만, 수술을 할 수 있느냐 없느냐가 대개 완치 가능성을 좌우하기 때문에 암이 진단된 환자에서 가장 먼저 판단해야 하는 것은 수술 가능성 여부다.

사실 정확한 병기는 수술 후에 확정된다. 수술로 병이 있는 유방과 근처 림프절을 제거한 다음, 그 조직들을 슬라이드로 만들어 현미경으로 들여다봐서 각각의 조직에 암세포가 숨어 있는지 없는지 판단해 병리학적 진단이 붙여지고 이에 따라 병기가 결정된다. 즉 간단한 세침흡입술이나 덜 침습적인 방법으로 조직검사를 하면 암이 진단될 수는 있으나, 정확한 병기는 수술을 해야만 알 수 있는 것이다. 수술 전까지는 영상검사를 바탕으로 한 임상적 병기로 치료를 시작한다. 그러므로 수술을 하고 나면 처음에 설명 들었던 임상적 병기와 차이가 나는 경우도 있다. 처음 진단 당시에는 종양의 크기가 크고 주변 림프절 전이도 많아 병기가 높았더라도, 수술 전 항암치료를 통해 종양의 크기가 줄거나 림프절 전이 개수가 감소하면 병기가 낮아질 수도 있다.

유방암의 생물학적 특징Tumor Biology

유방암의 발생이나 전이, 치료 효과 등 생물학적 특징을 결정하는 데는 유전자 단계에서 DNA의 돌연변이나 분자유전학적 특성이 작용한다. 현대 의학지식이 아직까지 유방암에 대해 완전히 밝혀내지는 못했지만, 치료를 하는 의사의 입장에서 가장 중요한 특성을 말한다면 유방암 세포의 수용체를 들 수 있다.
모든 세포의 표면 혹은 핵에는 다른 세포와 신호를 주고받을 수 있도록 '수용체'라는 것이 존재하는데, 이들 수용체 사이의 신호를 매개로 해서 세포들이 분화, 사멸한다. 암이란 세포 사이에 신호가 과다하게 발생해서, 혹은 같은 신호를 보내도 수용체가 과민하게 반응해서 세포의 분열과 성장이 빠른 속도로 진행되며 세포가 증식하는 것으로 설명할 수도 있다.

유방암에는 에스트로겐 수용체, 프로게스테론 수용체, HER2 수용체가 존재한다. 이 중 에스트로겐, 프로게스테론 수용체가 과발현되어 있는 것을 호르몬 수용체 양성 그룹, HER2 수용체가 과발현되어 있는 것을 HER2 양성 그룹, 이들 수용체가 모두 없는 것을 삼중 음성 그룹으로 구분한다. 이들 그룹별로 질병의 진행과 전이되는 패턴에 차이가 있고, 치료 약제의 선정, 예후 등에서도 큰 차이를 보이고 있어서 유방암은 한 가지 속성을 가진 질환이 아니라는 사실을 알 수 있다.

특정 수용체가 과발현되어 있다면 그 수용체와 연관된 경로를 차단하는 것이 암의 진행을 억제하는 방법이 될 수 있다. 에스트로겐 수용체나 프로게스테론 수용체가 과발현되어 있다면 에스트로겐 분비를 촉진하는 전사 요인transcription factor과 결합해 호르몬 분비를 억제하는 약제를 쓰거나 또는 에스트로겐으로 전환되게 만드는 효소가 작용하지 못하도록 막아버림으로써 에스트로겐 경로를 차단해 암세포의 분열을 예고하는 신호 등의 빨간불을 끌 수 있다.

예전에는 HER2 수용체의 과발현 자체가 나쁜 예후 인자라고 알려져 있었지만, 이 수용체에 결합해 HER2 수용체의 활성화를 억제시킬 수 있는 트라스트주맙^{trastuzumab}(상품명 허셉틴 herceptin)이라는 약이 나오면서 판도가 달라졌다. 나쁜 예후 인자로서 불리한 점을 극복하고 생존율이 향상된 것은 물론, 심지어 허셉틴을 쓴 HER2 수용체 양성 그룹의 환자들이 HER2 수용체 음성 그룹에 비해 오히려 예후가 좋다는 주장까지 나오고 있다. 그래서 요즘 항암제 시장의 성패를 좌우하는 요인 중 하나는 환자의 암세포 표면에 타깃이 될 만한 수용체를 가지고 있을 때 해당 세포의 분자유전학적 진행 경로^{molecular pathway}를 차단하는 약제를 개발하는 것이고, 유방암은 이런 연구의 흐름을 주도하

유방암의 수용체

1 에스트로겐 수용체
2 프로게스테론 수용체

1과 2 중 하나의 단백질이라도 발현되는 경우 : 호르몬 수용체 양성 그룹

3 HER2 수용체

3이 과발현되어 있는 것 : HER2 양성 그룹

이들 수용체가 모두 없는 것 : 삼중 음성 그룹

_ 각 그룹별로 질병의 진행과 전이되는 패턴에 차이가 있다.
_ 각 그룹별로 치료 약제의 선정, 예후 등에도 큰 차이를 보이므로, 유방암은 한 가지 속성을 가진 질환이라고 생각해서는 안 된다.

는 영역이다.

호르몬 수용체 양성 유방암 환자들의 세포는 비교적 얌전한 편이다. 수술을 하고 나면 재발하지 않고 잠잠히 있는 편이다. 그렇지만 다른 암은 5년이 지나면 재발 가능성이 없다고 보고 일단 '완치' 판정을 할 수 있는 것에 비해, 이 호르몬 수용체 양성 환자들은 10년, 15년이 지나도 재발할 가능성이 있다. 재발해서 4기가 되어도 병으로 인한 증상이 별로 없고, 정도가 심하지 않으면 항암제를 쓰지 않고 항호르몬제를 쓰면서 2~3년씩 잘 견딘다. 항암제를 쓰지 않지만 병도 조절되고 삶의 질도 좋아서 누가 봐도 재발된 4기 유방암 환자라고는 믿을 수 없을 만큼 활동적으로 사는 분들이 많다.

젊은 여성들, 단순 유방촬영과 초음파검사 병행해야

반면 삼중 음성 유방암 그룹에 속하는 경우, 1기로 진단되어 수술을 하고 조기 발견에 안도하며 재발 방지를 위한 보조 항암치료를 마친 지 불과 3~4개월도 되지 않아 뇌 전이가 발견된다든지, 심지어 보조 항암치료를 하는 중에 재발이 발견되어 의사와 환자 모두 충격에 빠지는 경우도 있다. 머리가 가끔 아프다는 말에 혹시나 하고 찍어본 MRI에서 다발성 전이와 뇌막 전이가 발견되면 의사도 할 말을 잃는다. 게다가 매우 빠른 속도로 병이 나빠진다. 삼중 음성 유방암은 기존의 항암제로 치료하다가 재발될 확률이 높은 것에 비해 아직 BRCA 1, 2 등 관련 유전자에 타깃 항암제가 없으며 치료 성적도 좋지 않다.

병의 코스는 한 가지 요인으로 설명할 수 없다. 여러 예후 인자들이 상호작용하고 치료 과정 중에 변화하면서 환자들의 투병 과정이 전개된다. 그렇기 때문에 환자들의 미래가 어떻게 될지 미리 알 수 있는 확실한 방법은 없다.

다만 유방암 환자는 아무리 상태가 나빠도 쉽게 포기해서는 안 된다. 대개의 다른 4기 암 환자들은 중환자실 치료를 잘 이겨내지 못하는 경우가 많은데, 유방암 환자들은 여러 어려움을 극복하고 중환자실에서 회복되어 힘든 치료를 이겨내는 등 생명력이 강하다는 느낌을 받는다. 이들이 젊어서 그럴까?

그러고 보니 미국이나 유럽에서 유방암 발생 평균 연령이 60세 전후인데, 우리나라 유방암 환자들의 평균 발병 연령은 서구보다 10년 이상 젊은 40대 후반이다. 젊은 연령에서 발생하다 보니 유방조직이 치밀해서, 단순 유방촬영에서 유방암이 숨겨져 보이지 않는 경우가 많다. 그래서 우리나라에서만큼은 젊은 여성들의 유방암 선별검사에 단순 유방촬영만으로는 충분치 않으며, 초음파검사를 병행해야 조기 발견이 가능하다는 주장도 있다. 왜 젊은 유방암 환자가 많은가에 대해서는 이론적으로 명확히 제시된 해답이 없다. 젊은 유방암 환자가 많다는 것은 의학적으로도 탐구해야 할 부분이 많지만, 이들의 어려움을 지원하는 공식적, 비공식적 사회 시스템이 더욱 필요하다는 것을 의미한다.

나 스스로 이겨내는 수밖에

마지막 조직검사와 FISH검사 결과를
기다리면서 '아, 나도 빨간 항암제를
맞게 되겠구나'라는 생각을 했다.
환자들이 보통 '빨간약'이라고 부르는
아드리아마이신 adriamycin.
'빨간 악마 red devil'라는 별명이 어울릴
정도로 약이 정말 새빨갛다. 인턴,
레지던트 때 마스크를 쓰고 장갑을 낀
채 환자들에게 투여하던 그 빨간약을
내가 맞게 될 줄이야. 그 새빨간
악마는 머리카락도 빠지게 할 것이고,
내 속을 마구 뒤집어놓을 것이고, 혹시
혈관 밖으로 새어나오기라도 한다면
내 피부를 썩게 만들 수도 있고,
심장병이라는 부작용을 일으킬 수도
있는 무시무시한 약이다.

교과서 지식 따로, 마음 따로

호르몬 수용체 검사가 어떻게 나오든 아드리아마이신은 피하기 어려울 것 같았다. 유방암 치료에 쓰이는 가장 기본적인 항암제 중 하나니까. 검사를 시작한 지 일주일 만에 모든 검사 결과가 나왔다. 3기 삼중 음성 유방암triple negative breast cancer. stage Ⅲ이었다. 그에 따라 이후의 치료 방침도 결정됐다. 겨드랑이 림프절에 전이가 있었기 때문에 수술 전에 항암치료를 먼저 하기로 했다. 더 이상 미룰 일도 없었고 더 할 검사도 없었다. 당장 항암치료를 시작하기로 했고, 나는 외과 환자에서 종양내과 환자로 바뀌었다.

유방암은 항암제의 종류뿐만 아니라 항암제의 조합도 너무 다양하고 보험 조건도 까다롭기 그지없어서 어떤 항암제를 맞게 될지 예상하기 어렵다. 모든 조건을 고려해 주치의 선생님이 정해주신 조합은 'ACD'였다. 3주 간격으로 아드리아마이신(A)과 사이클로포스파마이드(C)를 네 차례, 이어서 3주 간격으로 도시탁셀(D, 탁소텔)을 네 차례 맞기로 했다. 총 여덟 번의 항암치료가 진행되는 셈이다. 이것이 내 인생의 마지막 항암치료가 되기를 바랐다.

항암치료를 여러 번 받는 환자나 혈관 상태가 좋지 않은 환자의 경우 중심정맥관에 포트(일종의 항암제 주사를 맞을 수 있는 인공혈관)를 넣는다. 또 하나의 고민이 시작되었다. 과연 '중심정맥관'을 넣을 것인가, 말 것인가? 예전부터 채혈할 일이 있으면 남자처럼 혈관이 좋다는 얘기를 많이 들어왔던지라 안 넣어도 될 것 같고, 그래도 사람 일은 모르는 건데 혹시나 항암제가 혈관 밖으로 새는 일이 생길지도 모르니 넣어야 할 것 같기도 하고. 포트를 넣으면 흉터도 생길 거고 나중에 빼는 것도 일인데 그냥 버티다가 나중에 정 안 되면 넣을까? 항암치료를 하는 중에 포트를 넣으면 상처도 잘 안 나을 테고 감염이 생기기도 쉬울 텐데 어떡하지? 아는 게 병이다 싶을 정도로 고민이 많았다. 교과서의 원칙대로라면 중심정맥관에 포트를 넣는 것이 옳은데, 환자의 마음이 되어보니 여러 생각이 꼬리를 물었다.

첫 항암치료 주사를 맞다

이런 고민을 하고 있는데, 항암제 주사실에서 날 불렀다. 이제 드디어 빨간 악마가 내 몸속으로 들어올 시간이다. 새하얀 환자복을 입고 링거를 하나 달고 항암제 주사실로 내려갔다. 겉으로는 세브란스병원에서 좀체 보기 힘든 '나이롱' 환자의 모습이었다. 두건도 쓰지 않고, 휠체어도 타지 않고, 걸어서 링거를 끌며 화려한 병원 로비를 지나 항암제 주사실까지 씩씩하게 걸어갔다.
그렇지만 나는 지나가는 많은 사람들에게 마음속으로 외쳤다. '이제 이 머리카락도 없어질 거예요. 지금처럼 멀쩡한 모습을 보는 사람들은 당신들이 마지막일 수도 있다고요.' 누군가 아는 사람이라도 마주친다면 왈칵 눈물이 날 것 같은 마음을 다잡으며 한 걸음씩 걸어갔다. 영화 〈데드 맨 워킹Dead Man Walking〉의 한 장면처럼.

은색 트레이에 주사기를 잔뜩 담은 채 간호사가 내 이름을 불렀다. "박경희 씨~!" 악몽의 시작이라고 하기에는 다소 맥 빠지는 시작이었다. 드라마의 한 장면처럼 웅장한 음악이 깔리면서 하늘이 어두워지는 시작이어야 할 것 같다는 생각을 하면서 주사실 의자에 앉았다.

AC(아드리아마이신, 사이클로포스파마이드)는 누워서 오랫동안 맞는 항암제가 아니라 한 방에 맞는 항암제다. 의자에 앉아 내가 제일 처음 한 이야기는 "아프지 않게 해주세요"가 아니라 "저, 이 정도면 항암치료 여덟 번 다 말초혈관으로 맞을 수 있을까요?"였다. 교과서적인 내용보다 수년 동안 수많은 환자에게 항암제를 투여했을 간호사의 '감'을 믿으니까. 다행히 "괜찮을 것 같아요"라는 대답이 돌아왔다. '이제 정말 시작이구나.'

주사는 순서대로 이렇게 진행되었다. 제일 먼저 보험이 되는 보편적인 항구토제, 그다음은 AC여서 보험이 되는 비싼 항구토제(AC의 조합은 구토를 유발할 가능성이 매우 높은 약제로 알려져 있어서 보험 급여가 되는 항구토제의 범위가 넓다), 그리고 또 하나의 항구토제인 스테로이드, 그다음은 빨간약이다. 아드리아마이신을 만드는 사람들이 약을 다른 색으로 만들 수는 없었을까? 이렇게 새빨간 색이 아니었더라면 주사를 맞는 부담감도 덜했을 텐데….

주사를 놓으면서 간호사는 열심히 설명을 이어갔다. "이건 항구토제인데 스테로이드 성분이에요. 스테로이드 주사가 들어가면 배 근처에서 싸한 느낌이 들다가 마지막에는 항문 근처가 따끔따끔할 거예요." "이번에는 빨간약이에요. 혈관 밖으로 새면 큰일 나니까 맞으시다가 조금이라도 아프면 바로 얘기하세요. 그리고 이 약을 맞고 나서 한두 번 정도는 소변이 붉게 나오니까 놀라지 마시고요. 집에 가면 물 많이 드세요. 결혼하셨어요? 이 약이 질로도 좀 나온다고 하더라고요. 하루 이틀은 그렇대요." "자, 이번에는 또 다른 항암제예요. 이 항암제는 맞으면 입 근처에서 박하향이 날 거예요."

간호사는 내가 의사인 걸 아는지 모르는지, 주사를 맞는 내내 설명을 계속했다. 나는 이렇게 열심히 차근차근 사소한 것까지 하나하나 설명한 적이 있나 싶었다.

"다음번에 항암치료 받으러 오실 땐 사탕을 준비해오세요. 의자에 앉아 있는 것조차 힘들어하는 분들이 가끔 있으세요. 그런데 사탕을 먹으면서 항암주사를 맞으면 좀 더 수월하다고들 하시더라고요." 한약을 잘 안 먹는 꼬맹이들을 위한 처방 같았다. 하지만 나중에 보니 그녀의 말은 한마디도 빠짐없이 정말다 옳았다. 따뜻한 배려가 너무 고마웠다.

첫 항암주사를 맞는 데 걸린 시간은 10분 남짓. 그런데 한나절은 지난 것처럼 느껴졌다. 항암치료와 관련된 병원에서의 첫 번째 일이 다 끝났다. 남은 일은 집으로 돌아가 나 혼자 이 항암제의 부작용을 견디는 것이다. 주사만 놔주고 집으로 돌아가라는 병원이 야속하기도 했다. 이제 홀로 서기를 해야 한다고 마음을 다

잡았다. 그런 마음은 점점 더 강해져서 나 스스로의 목표를 정했다. 몸에 익은 모범생의 습관이 나온 것이다. 목표 정하기.

목표는 간단했다. 여덟 번의 항암치료 동안 한 번도 입원하지 않기. 아프긴 하지만 나는 충분히 젊으니까 더 잘 할 수 있을 거라고 생각했다. 항암치료를 받고 있지만 하고 싶은 것 즐겁게 하고, 먹고 싶은 것 맛있게 먹고, 이런저런 크고 작은 부작용들이 생기겠지만 입원해야 할 일이 생기지 않도록 조심하며 항암치료를 잘 끝내기로 굳게 다짐했다.

2주의 녹다운, 1주의 평화

항암치료를 받는 동안에는 삶의 주기도 항암치료의 주기에 맞춰진다. 다음 항암치료까지 일주일 남았을 때, 그러니까 한 번 항암제를 맞은 후 2주가량 지났을 무렵이 컨디션이 최고로 좋을 때다. 항암제를 맞고 집에 돌아오면 열흘 정도는 완전히 녹다운이 되어 아무것도 못한 채 시간이 흘러가지만, 이 무렵이 되면 몸의 기능이 평소대로 올라와 몸도 마음도 가볍다.

이런 평화가 고작 일주일만 지속된다는 것이 안타깝다. 이 무렵에는 그동안 미뤄놨던 일들을 하면서 정신없이 한 주를 보낸다. 친구들도 만나고, 가고 싶었던 전시회도 가고, 이곳저곳 놀러다닌다. 나는 3주에 한 번씩 항암치료를 받았는데, 내 항암치료 스케줄을 알고 있는 의사 친구들은 항암치료 전 주의 화려한 스케줄을 보며 "연예인이 따로 없다"고 농담을 할 정도였다. 총 8번의 항암치료를 받는 동안, 매번 항암치료 직전 일주일은 정말 열심히 돌아다녔다. 삼청동, 신사동, 이태원, 파주, 안성, 부산, 제주도까지. 항암치료를 하는 환자에겐 이 시기가 살 만하고 활기찬 기간이다.

하지만 그 즐거운 일주일이 지나고 다시 항암치료를 받으러 가기 전날이 되면, 일주일 전에 느꼈던 행복감은 온데간데없이 사라져버렸다. 잠도 잘 오지 않았다. 내일 병원 가는 게 싫어서 잠 못 들고 뒤척이며 혼자 깨어 있는 밤, 처량하게 베갯잇을 적시며 울기 일쑤였다.

이제 겨우 견딜 만하고 살 만해졌는데, 다시 다가온 다음번 항암치료가 정말 싫었다. 항암제를 맞고 나서 또다시 힘들어질 것을 걱정하는 예기불안과 자기 연민의 소용돌이가 머릿속을 휘저었다. 그럴 때면 마음이 후련해질 때까지 실컷 울기도 하고, 다른 암 환자들의 투병기를 읽기도 했고, 때론 밤늦도록 친구랑 전화통화를 했다. 나와 시간을 함께 해준 친구들, 나에게 간접적으로 안정감을 준 책과 글들이 고맙지만, D-1의 불안감을 완전히 잠재울 수는 없었다.

불면의 밤이 지나고 항암치료 당일 아침이 밝아온다. 원하는 것을 얻지 못하면 발을 동동 구르며 떼를 부리는 다섯 살짜리 어린아이처럼, 병원에 너무너무 가기 싫었다. 누군가에게 못되게 굴면서 떼쓰고 싶은 마음이 굴뚝같았다.

의사로 일하던 시절의 병원과 환자가 되어 가야 하는 병원은 너무도 다른 곳이다. 인턴, 레지던트로 일할 때 내게 외래 주사실은 복수를 뽑을 환자가 있거나 항암제 투여와 관련해 소소한 사건이 생기면 병동에서 일하느라 바쁜 나를 호출하던 곳이다. "바빠 죽겠는데 외래 주사실까지 콜을 하다니!" 그렇게 투덜대며 후다닥 뛰어가 환자 얼굴 한 번 제대로 쳐다보지 않은 채 관련 처치들을 해주고 바로 나오는 곳이었다.

그런데 환자가 되어 항암제 순서를 기다리는 외래 주사실은 정말 기분이 나쁘고 공포스럽기까지 했다. 항암제가 준비되는 동안 무심코 주위의 다른 환자들을 둘러보는 순간, 기분은 더더욱 우울해진다. '나처럼 젊은 사람은 없구나….' 다들 너무 힘들고 무기력하고 지쳐 보였다. 나도 저렇게 되는 건 아닐까 하는 두려움과 우울함이 엄습한다. '쯧쯧…. 젊은 사람이 참 안됐네.' 날 바라보는 할아버지, 할머니들의 동정 어린 눈빛에 알 수 없는 분노가 들끓기도 했다. 분명 분노의 감정인데, 무엇을 향한 분노인지 알 수가 없었다.

이렇게 우울한 마음으로 기다리는 순간이 지나고 내 이름이 호명되면 항암제를 맞기 위해 의자에 앉는다. 다행히 항암제를 맞는 순간은 짧았다. 하지만 하루 종일 투여되는 항암제를 맞아야 하는 사람들도 있다. 24시간 연속으로 자기 손등의 혈관을 타고 몸에 들어가는 항암제를 바라보노라면, 몸도 마음도 참 지치겠다는 생각이 들었다.

점점 힘들게 느껴진 항암치료

처음 항암제를 맞을 때는 잘 몰랐는데, 치료 횟수가 거듭될수록 항암치료를 받는 날 점점 더 많이 힘들어졌다. 주사를 주기 전 간호사가 손을 닦을 때 쓰는 소독제 냄새, 내 팔을 스치는 알코올 냄새, 그 냄새를 맡기만 해도 구역질이 나기 시작했다. 심지어 여덟 번째 마지막 항암치료를 받던 날에는 주사실 의자에 앉아 있는 것 자체가 기분이 나빠서 견디기 힘들 정도였다. 마치 불쾌한 느낌이 내 몸 전체를 지배하는 것 같았다.

또 항암치료 중에 구토 방지를 위해 투여하는 덱사메타손이라는 스테로이드 제제를 주사로 맞으면 항암제만큼이나 기분이 나빴다. 주사가 들어가고 나면 배 속이 싸한 느낌이 들다가 마지막에는 항문 근처가 바늘로 찌르는 것처럼 따끔따끔했다. 다시는 경험하고 싶지 않은 느낌이었다.

그럭저럭 시간이 흘러 전반부 네 차례의 항암치료(AC)가 끝났다. 후반부 네 차례의 항암치료는 도시탁셀(D)이라는 약을 맞게 되어 있었다. 전반부 네 차례의 항암치료를 끝낸 후, 주치의 선생님에게 궁금해서 물었다. "환자들이 AC를 더 힘들어하나요, 아니면 도시탁셀을 더 힘들어하나요?" 사람마다 좀 다르긴 하지만 대체로 AC보다는 도시탁셀을 더 편하게 맞는다는 대답이 돌아왔다. 다행이었다.

하지만 잠깐 동안 맞으면 되는 AC와 달리, 도시탁셀은 2시간

동안 맞아야 하는 약이었다. 실제로 약이 들어가는 시간만 2시간이고, 전 처치를 비롯해 이런저런 기다림의 시간까지 합하면 거의 4시간이 걸렸다. 외래 주사실에 누워 전 처치 약제 페니라민(알레르기 반응 억제제)과 스테로이드를 맞은 다음, 30분에서 1시간 정도 기다린 후에야 진짜 항암제를 맞게 된다.

나는 평소 모든 종류의 약에, 그리고 알코올에 예민한 편이었다. 피를 뽑거나 주사를 맞기 위해 피부에 알코올 솜을 문지르면 알코올 솜이 닿은 부분만 빨개지곤 했었다. 생각해보니 술도 마찬가지였다. 딱 한 모금만 마셔도 심장이 너무 빨리 뛰고, 목이 부어오르는 듯한 느낌이 들곤 했다. 오죽했으면 병원 회식이 있는 날이면 알코올 솜을 들고 다니면서 나 이런 사람이니 술 좀 주지 말라고 말하고 싶다는 생각까지 했으니까.

이런 예민함 때문에 항암치료를 받을 때도 힘들었다. 알코올 솜이 닿는 부위는 여지없이 빨개져서, 간호사가 놀랄까 봐 미리 이야기를 해놓았다. 맥페란이라는 보편적인 항구토제만 맞아도 천장이 빙글빙글 돌면서 어지러웠고, 알레르기 반응을 다스리기 위해 페니라민을 맞으면 수면제를 맞은 것처럼 잠이 들었다.

이런 체질 때문에 도시탁셀을 맞기 전부터 걱정이 많았다. 남들보다 예민하고 알레르기도 많은데, 도시탁셀의 주된 부작용이 바로 '과민반응'이었기 때문이다. 페니라민의 부작용으로 잠이 쏟아지는 와중에도 혹시나 과민반응이 생기지 않을까 걱정에 눈을 부릅뜨고 내 몸의 변화를 살폈다. 그렇게 30여 분이 지났을까, 별일 없다는 생각에 나도 모르게 잠이 들었었나 보다. 깨어 보니 어느새 2시간이 지나 있었다. 다행이었다. 이렇게 전체적으로는 다섯 번째, 도시탁셀로는 첫 번째 항암치료가 끝났다.

몸으로 겪어낸 부작용들

AC의 구토도 힘들었지만, 못지않게 도시탁셀도 많이 힘들었다. 우선 몸무게가 많이 늘었다. 스무 살 때 52kg이었고, 인턴과 레지던트 생활을 하며 좀 늘어서 54kg이었던 몸무게는 도시탁셀을 맞은 후 60kg까지 늘었다. 평소에 입던 옷이 잘 맞지 않을 정도였다. 몸이 많이 부어서 조금만 걸어 다니면 발에 물집이 생겼고, 손을 조금이라도 많이 쓰면 손에 물집이 잡혔다. 처음에는 멋모르고 구두를 신고 걸어 다니다가 발가락에 온통 물집이 생기는 바람에 근 일주일을 고생했다. 발도 잘 부어서 신발이 맞지 않았다. 쌍꺼풀도 없는 동양적인 눈에 머리카락과 눈썹, 속눈썹까지 다 빠져서 없는 데다가 제일 얇은 눈두덩까지 부으니, 영락없는 못난이 인형이었다. 쇼핑도 영 재미가 없고, 새로운 사람을 만나는 것도 두려웠다.

얼굴이며 다리가 붓는 것도 문제지만, 아는 게 병이라고 조금이라도 숨이 차면 심장이나 폐에 물이 차는 건 아닌지 걱정이 됐다. 몸무게가 느는 걸 느끼고 나서부터는 아침에 일어나 식사 전에 체중을 재서 일기장에 써놓곤 했다. 빠질 것 같지 않던 부기들은 항암치료가 끝나니 조금씩 빠지기 시작했고, 항암치료 종료 후 6 개월이 지났을 때는 다시 스무 살 때의 몸무게로 돌아와 있었다.

도시탁셀의 부작용 중 또 하나 특징적인 것은 근육통이다. 근육통은 몸살에 걸렸을 때 온몸이 욱신욱신한 느낌보다는 근육 안에 아주 작은 가시들이 들어 있어 콕콕 찌르는 듯한 느낌이었다. 작은 근육보다는 큰 근육이 있는 허벅지 쪽이 주로 아팠다. 처음에는 이 느낌이 근육통이 맞나 싶을 정도였다.

겪어보니 '근육통'도 참 여러 가지다. 단순히 '근육통'이란 말로는 표현할 수 없는 느낌이었다. 가만히 있으면 괜찮고 많이 움직이면 더 아프니, 밖에 나가기라도 하는 날에는 미리 진통제를 챙겨 먹었다. 그러니 외출해서 누군가를 만나는 게 점점 더 힘들어지기만 했다. 서서히 운동량이 줄다 보니 지하철 계단을 한꺼번에 오르는 것도 힘들어졌다. 집 근처의 지하철역은 계단이 꽤 많은 편이었다. 체중도 많이 늘고 발도 불편하고 근육통까지 있으니, 그 계단을 오르는 게 할머니들처럼 힘들어졌다. 20대에 벌써부터 이렇다니, 좌절스러웠다.

중환자실에서 오래 머물다 나온 환자의 경우 침상에 누워 있는 기간이 길기 때문에 일반병실로 옮긴 후에는 혼자 서는 것도 연습이 필요하다. 일어서고 걷는 데 필요한 근육들에 위축이 생기기 때문이다. 처음엔 뭔가에 기대면서 서는 걸 연습하다가 혼자 설 수 있게 되면 보조기를 가지고 걷기 연습을 해야 한다. 레지던트로 일할 때 오랜 기간 중환자실에 있다가 나온 환자가 있었다. 내가 불사신이라고 생각했던 환자 중 한 분이다. 그 환자는 서는 것, 말하는 것, 삼키는 것 모두 다시 시작해야 했다. 죽다가 살아났으니 이 얼마나 다행인가 싶어 열심히 연습할 만도 하지만, 그 환자도 처음엔 좌절감에 참 힘들어했다. 책망하거나 달래기도 했다. 결국 혼자 서기, 혼자 걷기를 차츰차츰 하게 되면서 환자 얼굴에 웃음이 돌아오기 시작했다.

나 또한 그랬다. 항암치료가 끝나고 부기가 빠져서 다시 운동을 본격적으로 시작하려고 보니 근육량이 참 많이 줄어 있었다. 체력이 좋아야 잘 버틴다고 스스로를 격려하며 운동을 했지만 날마다 좌절했다. 몸이 마음을 힘들게 하고, 마음이 또다시 몸을 힘들게 했다. 악순환이었다. 이 악순환의 고리를 끊는 것은 결코 쉬운 일이 아니었다. 그럴 때마다 그 불사신 환자의 웃음을 떠올렸다. 나도 그렇게 다시 미소 지을 날이 올 것이라 믿으며 서두르지 않으려 마음을 다잡았다. 환자들한테 더 많은 걸 배우다니…. '의사 선생님'이라는 호칭을 반납해야 하는 게 아닌가 하는 생각이 들었다.

우리 몸은 매우 정직하다. 쓰면 쓰는 만큼, 안 쓰면 안 쓰는 만큼 나타난다. 시간이 꽤 흐른 후, 그렇게 돌아올 것 같지 않던 몸이 조금씩 예전처럼 돌아오기 시작했다.

항암치료가 무섭고 두려운 건 단순히 몸이 힘들어서가 아니다. 몸이 힘들고 마음이 지치니 사람들과 어우러져 평범하게 살아가는 일상이 어려워져서 더 힘든 것이다. 몸이 힘든 건 주치의 선생님을 찾아가 도움을 받고 마음이 지치는 건 정신과 선생님의 도움을 받는다지만, 사람들과 어우러지는 평범한 일상이 힘들어지는 건 그 누구의 도움도 받기 힘들다. 아파 보지 않은 사람이 아픈 환자의 마음을 진정으로 이해하기는 어렵다. 그저 나 스스로 이겨내는 수밖에. 누구도 해결해줄 수 없다는 것이, 누구도 나의 힘듦을 온전히 공감해주기 어렵다는 사실이 힘들었다.

특히 항암치료 후반부에 도시탁셀을 맞기 위해 4시간 정도 주사실에 누워 있을 때면 마음속으로 '다 집어치우고 싶다'는 생각에 괴로웠다. 꼭 맞아야 한다면 차라리 마취된 상태에서 맞는 게 낫겠다 싶었다.

지금 돌이켜보니, 그래도 끝이 예정되어 있는 항암치료는 그나마 낫다는 생각이 든다. 레지던트 1년 차 때 회진을 돌면서 받았던 가장 난감한 질문 중 하나는 수차례 암이 재발한 환자가 던지는 질문이었다. "선생님, 저는 언제까지 항암치료를 해야 하나요?" 그러면 나는 "이번에 쓴 약은 어느 정도 효과가 있는지 CT를 찍어 보고요. 그 결과에 따라 결정될 거예요"라고 대답하곤 했다. 그런데 이제야 그 환자들의 질문이 이해가 된다. 그들은 단순히 항암치료를 '몇 번' 받느냐고 물은 것이 아니었다. "선생님, 저 많이 힘들어요. 이 치료는 언제쯤 끝날까요? 끝나기는 하는 건가요? 끝난다는 희망이 있다면 더 힘을 낼 수 있을 텐데요." 이렇게 절박한 외침이 그들의 질문 속에 숨어 있었던 것이다. 그땐 정말 그 말의 진짜 의미를 전혀 몰랐다.

수현 | **항암치료에 대한 이해**

덜 고생하는 자신만의 방법을 찾아

전통적인 항암제는 암세포뿐만
아니라 정상적인 세포까지 죽이는
강력하고도 무서운 약이다. 요즘
나오는 표적치료제들은 치료 기전이
조금 달라서, 정상 세포는 죽이지
않고 암세포만 골라 죽이거나 혹은
암세포가 더 증식하지 않도록
억제시키는 것에 중점을 두고 있다.
이에 비해 전통적인 항암제들은
암세포뿐만 아니라 정상 세포에도
영향을 미치기 때문에 결국 나를
지켜주는 면역세포까지
손상을 받게 된다.

항암치료를 받는 환자들은 항암치료의 주기를 잘 알고, 그 시기에 맞춰 자기 삶의 주기도 조정하는 '센스'가 필요하다. 골수기능이 저하되면서 발생하는 여러 부작용, 그리고 점막세포처럼 몸에서 빨리 자라는 세포들이 항암제의 공격을 받아 기능이 상실되면서 생기는 구내염, 설사, 소화 장애 같은 부작용들은 항암제의 치료 주기에 따라 증상이 악화되고 호전되기를 반복한다. 항암치료를 하는 환자들은 그 주기를 알기 때문에 다음 항암치료가 시작되기 전날 밤이면 예기불안이나 예기 구토 증상을 느끼게 된다.

항암치료를 시작하지도 않았는데 구토부터 하는 자신을 보며 정신력이 약한 스스로가 한심해 보였다고 말한 환자가 있었다. 절대 그렇지 않다. 천하의 체력과 골수를 가지고 있어도 주기적으로 반복되는 항암치료를 아무렇지도 않게 견딜 수는 없다. "매에는 장사 없다"는 속담 그대로다. 그 주기를 받아들이고, 가능하면 덜 고생하는 방법을 찾아 부작용을 예방하면서 슬기롭게 항암치료를 받을 수밖에 없다. 치료 중에는 의지로 되는 일이 있지만, 의지로 되지 않는 일도 있다.

항암제와 골수기능 감소

대개의 항암제들은 정도의 차이는 있지만 골수기능을 억제한다. 골수는 뼛속에서 피를 만드는 공장과 같다. 건강하고 좋은 피가 만들어져 전신으로 순환되어야 내 몸도 건강할 수 있다. 항암치료 기간에는 암세포를 공격하는 항암제가 정상적인 골수세포까지 공격하기 때문에 항암제 주기에 따라 백혈구, 적혈구, 혈소판 등의 혈액세포도 감소되었다가 회복되는 일이 주기적으로 반복된다. 그리고 항암치료가 반복될수록 골수의 회복 속도도 느려진다.

백혈구 우리 몸에 원래 있던 균 혹은 외부에서 들어오는 균에 대한 방어막 역할을 하는 세포다. 그러므로 백혈구 수치가 감소하면 균에 대한 저항력이 약해지고 염증이 쉽게 악화되어 폐렴이나 장염, 심한 설사병 등에 걸릴 수 있다. 몸에 상처가 있거나 중심정맥관 등의 관을 삽입해둔 사람이라면 관 주위의 피부도 벌겋게 변하면서 염증 소견을 보이기 쉽다. 이러한 염증이 몸 전체에 문제를 일으킬 정도로 심각한 상황이 되면 몸에서는 열을 내서 우리에게 신호를 보낸다.

그래서 열이 나면 병원에 와서 열이 나는 원인을 찾는 게 중요하다. 초반에 그 신호를 무시했다가 아주 위중해지는 경우를 종종 발견할 수 있다. 열이 난다고 임의로 타이레놀이나 아스피린 등의 해열제를 먹으면 열이 나는 상황을 일시적으로 억제해버리기 때문에 환자의 상태를 정확히 파악할 수 없게 된다. 따라서 항암치료 중인 환자들은 갑자기 열이 나면 일단 병원에 와서 담당 의사의 진료를 받는 게 좋다.

열이 날 만한 상황이 발생하지 않도록 미리 스스로 주의하는 것도 중요하다. 외출 전후로 손 씻고 양치하기, 식사 전이나 화장실 사용 후 혹은 코를 풀거나 동물을 만진 후에 손 씻기 등 일반적인 개인위생 관리를 비롯해서, 피부를 깨끗이 하기, 피부가 건조해 갈라지는 일이 없도록 보습제 바르기, 피부에 상처가 생기지 않게 조심하기, 주위에 감기 걸린 사람은 가까이 하지 않기 등은 약간의 노력으로 감염을 예방할 수 있는 실천 전략이다.

백혈구가 감소했다가 정상화되기까지는 '주기'가 있기 때문에, 예방접종이 필요한 경우라면 반드시 의사와 상의해서 접종 여부와 시기 등을 신중히 결정해야 한다. 또 음식을 먹은 후에는 항상 가글을 하고, 평소에도 자주 가글을 하는 게 폐렴을 예방할 수 있는 유리한 방법이라는 것을 명심해야 한다. 가글액 자체가 구토감을 유발한다고 꺼리는 환자들도 있는데, 그런 경우엔 생리식염수를 사용해 가글을 하는 것도 도움이 된다.

백혈구 수치가 떨어지면서 열이 나거나 백혈구 감소증 기간이 길어지면 백혈구 생성인자 촉진제[G-CSF]를 맞아서 백혈구 회복을 유도할 수 있고, 약제 특성상 항암제를 맞을 때마다 백혈구 감소증이 심각하게 발생하는 약은 예방적 항생제를 쓰기도 한다. 유방암에서 사용되는 도시탁셀이라는 약은 이처럼 예방적 항생제가 필요한 대표적 예다.

적혈구 부족하면 빈혈이 나타난다. 암 환자가 아닌 경우, 일반 혈액검사에서 빈혈 소견이 나타나면 혹시 부지불식간에 출혈이 생긴 것은 아닌지 확인하는 것이 필요하다. 폐경될 때까지 생리를 하는 여자들은 한 달에 한 번씩 정기적인 출혈로 인한 빈혈이 가장 흔하기 때문에 생리에 의한 빈혈인지를 먼저 확인해야 한다. 생리와 관련이 없거나 남자인 경우에는 위나 대장 등 소화기관에 출혈을 유발할 수 있는 여러 질병이 있는지를 확인해야 한다.

그렇지만 암 환자들은 치료 기간 중에 혈액검사를 자주 하기 때문에 항암제 주기와 관련한 변화 추이를 볼 수 있고, 다른 혈액세포들도 같이 감소해 있는지 관찰해 출혈에 대한 적극적인 검사를 할 것인지 결정하게 된다. 항암제 때문에 골수기능이 억제되어 빈혈이 생긴 경우, 일정 수치 이하로 아주 낮게 떨어지지 않았다면 저절로 회복되기를 기다려볼 수 있고, 아주 낮다면 일시적으로 수혈을 하는 게 도움이 될 수 있다. 심한 빈혈에 동반되는 어지럼증, 호흡곤란, 전신 무력감 등의 증상은 빈혈이 호전되지 않으면 쉽게 해결되지 않기 때문이다.

잦은 수혈은 드문 전염성 질환에 노출될 가능성을 높이기 때문에 수혈을 꺼려하는 환자들이 있다. 확률 자체는 매우 낮지만 그런 일을 당하는 소수의 환자에게는 심각한 피해가 생기기 때문에 그걸 무시하고 무조건 수혈을 하라고 권하기는 어렵다. 다만 전체적인 항암치료의 스케줄을 고려했을 때 항암치료를 너무 힘들게 받게 되면, 미리부터 다음번 항암치료가 받기 싫어지고 몸과 마음이 괴로워진다. 게다가 빈혈에 동반되는 증상이 해결되지 않으면 일상적인 생활 자체가 눈에 띄지 않게 조금씩 힘들어지면서 몸과 마음이 우울해진다.

다행히 요즘에는 적혈구의 생성 자체를 자극하는 적혈구 생성 인자 촉진제^{erythropoietin}라는 약이 있어서 수혈량을 줄일 수 있 다. 헤모글로빈이 8~9g/dl 정도로 애매하게 낮고 증상도 명확 하지 않은 상황이 장기간 지속되는 경우에는 고려해볼 만한 약 이다. 일반적으로 항암치료 중에는 헤모글로빈을 10g/dl 이상 으로 유지하는 것이 환자의 삶의 질에 도움이 된다고 알려져 있다. 그러나 이 약제 또한 장기 투여 시 부작용이 발생할 수 있어서 수치에 따라 무조건적으로 투여하지는 않는다.

혈소판 혈액을 응고시키는 역할을 하기 때문에 혈소판이 감소 하면 출혈이 잘 생긴다. 자기도 모르는 사이에 피부에 멍이 들 거나 팔다리에 고춧가루를 뿌려놓은 것처럼 붉은 반점이 생길 수도 있다. 양치할 때 잇몸에서 피가 섞여 나오거나 소변이나 대변을 볼 때 피가 비치기도 한다. 생리 기간이 길어지거나 생 리와 상관없는 질 출혈이 있을 때도 혈소판 감소를 의심해볼 수 있다. 일상적으로 복용하는 약제 중에도 장기 복용 시 혈소판을 감소시키는 약들이 있으므로 복용 중인 일반 의약품의 목록을 알고 있어야 한다. 또 바이러스 감염이 발생했을 때도 일시적인 혈소판 감소증이 동반될 수 있으니, 항암치료를 받는 암 환자의 경우 혈소판 감소증이 있다고 해서 무조건 항암치료와의 관련 성만 생각해서는 안 된다.

정상 혈소판 수치는 혈액 세제곱 밀리미터당 15만~45만 개인데,

5만 개까지는 수혈을 하지 않고 경과 관찰을 하지만 2만 개 이하로 떨어지면 수혈을 고려한다. 잦은 혈소판 수혈은 혈소판에 대한 항체를 만들어 수혈에 반응하지 않는 혈소판 감소증을 유발할 수 있다. 따라서 수치가 낮다고 무조건 수혈을 하기보다는 전신 상태를 고려하고 출혈의 증거가 관찰되는지 잘 판단해 수혈 여부를 정한다. 이런 이유로 혈소판 수혈을 자주 하는 환자의 경우, 수혈하는 기준을 1만 개 이하로 낮게 정하기도 한다. 최근 만성 특발성 혈소판 감소성 자반증 환자를 대상으로 한 혈소판 생성 촉진제가 개발되었지만, 항암치료로 인한 혈소판 감소증에 사용했을 때도 도움이 되는지는 아직까지 밝혀진 바가 없다.

항암치료 중에 발치나 다른 수술 등 출혈이 유발되는 상황이 생기면 반드시 사전에 항암치료를 담당하는 의사와 상의하는 것이 필요하다. 아스피린과 같은 간단한 진통제 일부도 출혈 유발 가능성이 있으므로 주의해야 한다. 다치기 쉬운 격렬한 운동을 피하는 것이 좋고, 코를 풀 때도 힘을 세게 주지 않고 조심스럽게 푸는 것이 좋다.

당신은 암과의 싸움을 시작했다

항암제의 부작용은 우리 몸의 부드러운 점막이 있는 모든 곳에서 발생할 수 있다. 항암제 투여 후 일주일이 지나면서부터 입안 점막이 떨어져나가면서 구내염이, 위장 점막이 떨어져나가면서 오심과 구토가, 대장 점막이 떨어져나가면서 설사와 변비가 발생할 수 있다. 각각의 장기에서 점막이 수행해야 하는 역할, 예를 들면 이물질로부터 장기를 보호하고 수분과 영양분을 흡수하고 배설하는 점막의 기능이 일시적으로 손상되기 때문에 관련 증상들이 나타나는 것이다.

우리 몸에서 균이 가장 많이 번식하는 곳이 입 안, 손발, 그리고 항문인데, 입 안과 항문이 헐면서 제대로 못 먹고 제대로 내보내지 못하게 되면서 환자들의 삶의 질이 이만저만 나빠지는 것이 아니다. 커피 좋아하는 사람이 커피 맛을 못 느끼고, 평소 좋아하던 걸 먹어도 자꾸 울렁거리기만 하고, 밖에서 친구라도 만날라치면 같이 차 마시는 것도 어렵고, 이야기 나누다가 자주 화장실에 드나들어야 하는 것도 힘들다.

사회생활을 하면서 오랜만에 누군가를 만나면 "밥 한번 먹자"가 인사인데, 항암치료 중인 환자들은 외부 식당에서 조미료가 잔뜩 들어간 음식을 사 먹는 일은 엄두조차 낼 수가 없다. 그러니 집으로 초대해서 깨끗한 흰밥과 양념 안 한 맑은 장국으로 밥 먹는 게 아니면 누군가와 식사 약속은 할 수 없는 셈이다. 삶이 유지되는 데 '먹고 싸는 것'이 차지하는 비율이 얼마나 크던가!

감기가 낫는 데도 일주일은 걸리고, 결핵 치료도 6개월 이상은 필요하다고 하지 않던가. 항암치료를 받는 우리 환자들은 이 정도의 불편함 따위는 굳건한 마음으로 이겨내고 있다. 그런데 단순한 불편함을 넘어설 정도로 증상이 심해지면 결국 응급실로 내원하는 상황이 초래되곤 한다.

같은 약제로 치료를 해도 부작용은 사람마다 다르게 나타난다. 사람마다 약제에 대한 반응이 다르고, 약을 흡수하고 대사하는 정도도 다르기 때문이다. 같은 약인데도 부작용의 정도에 차이가 있는 것은 물론이요, 같은 약을 맞고도 설사하는 사람이 있는가 하면 변비가 생기는 사람도 있다. 오심과 구토, 변비와 설사 등의 증상은 심하지 않은 경우 증상을 완화시키는 약제를 잘 조절해서 복용하며 불편한 증상을 다스릴 수 있다.

물론 환자가 스스로 자신의 증상을 조절해서 약을 먹을 정도의 '고수'가 되려면 항암치료 한두 번으로는 어림도 없다. 처음 항암치료를 하는 새내기 환자가 무리하게 고수 흉내를 내려고 하면 안 된다. 교육도 많이 받고 치료 경력도 쌓인 고수 환자들, 약제 부작용으로 응급실에도 몇 번 왔다 갔다 하면서 고생한 고수 환자들은 자기 몸에 일어난 변화를 비교적 정확히 잘 감지하고 나름대로 증상을 조절하며 약을 먹는 노하우를 터득하게 된다.

약제 부작용으로 2~3일 이상 일상적인 식사가 어렵고, 배설 횟수가 비정상적으로 감소하거나 증가한 채 며칠이 흘렀다면, 병원에 와서 혈액검사를 해서 골수기능이 얼마나 억제되어 있는 상태인지 체크하고 전해질 이상이 있다면 이를 교정하며 탈수 방지를 위한 수액치료를 하는 것이 몸이 많이 상하지 않도록 하는 최선의 방법이다. 항암제로 유발된 설사는 일반 수액치료만으로는 멈추지 않아 지사제를 먹고 48시간 안에 호전되도록 치료 목표를 잡는데,

약을 먹어도 호전되지 않을 때는 주사약을 써서라도 설사를 멈추게 해야 몸의 일반적인 기능이 저하되는 것을 막을 수 있다.

그래서 다소 호들갑스럽게 보이더라도 항암치료를 처음 받는 환자들은 자기 몸의 이상 상태를 잘 기록하고, 몸이 좀 힘들다 싶으면 병원에 와서 몸의 변화 추이를 담당 의사에게 보고하는 게 좋겠다. 의사에게 "별일 아니니 걱정 마세요"라는 말을 듣고 그냥 빈손으로 돌아가는 한이 있더라도, 특히 치료 초반에는 자기 몸을 잘 관찰하고 손상되지 않도록 신경을 써주는 것이 좋다.

솔직히 말하면 의사 입장에서는 별일 아닌데 자꾸 병원에 와서 의사를 만나려고 하는 환자들이 반갑지는 않음을 고백한다. 웬만하면 씩씩하게 참아주기를 바라는 마음이다. 그렇지만 미련하게 참다가 나빠지는 환자가 생기면 절대 안 될 노릇이다. 병원 오는 걸 좋아하는 사람이 어디 있겠는가? 웬만하지 않으니 불안하고 힘들어서 병원에 오는 것 아니겠는가? 그렇게 생각하기 때문에 나는 환자에게 힘들면 병원에 오시라고 말씀드리지 않을 수 없다.

열이 나면 병원에 꼭 가야 하는 이유

특히 열이 날 경우에는 반드시 병원에 와야 한다. 보통 열이 난다는 건 우리 몸에 뭔가 이상이 생겼을 때 면역체계를 가동해 그 이상을 해결하려고 싸우는 과정에서 생기는 부산물이다. 어떤 균이 들어왔을 때 내 몸의 백혈구가 그 균들을 제압하는 과정에서 열이 나는 것이다. 그러므로 열이 나면 그 열이 어디에서 기원했는지, 즉 발열의 원인을 찾는 게 우선이다. 백혈구는 내 몸을 지켜주는 군사와 같은 역할을 한다. 열이 난다는 것은 백혈구가 일단 자기 힘으로 싸우며 이겨내려고 애쓰는 중이라는 뜻이니, 열이 나는 원발 병소를 찾아 항생제 등의 치료를 더함으로써 회복에 도움을 줄 수 있다.

그래서 항암치료를 처음 받는 환자에게 의사들이 가장 중요하게 신신당부하는 말도 "열이 나면 지체 말고 병원으로 오시라"는 것이다. 항암치료를 하는 중간에 열이 나면 바로 그 시기가 내 몸의 면역기능이 최소화되어 외부의 균과 싸울 군사가 거의 없는 기간인지 아닌지 확인하는 게 필요하고, 만약 백혈구 감소증이 있다면 적극적인 항생제 치료를 해야 하기 때문이다.

항암치료 중 열이 나는 환자를 진료할 때 의사는 제일 먼저 피검사를 실시해 백혈구 감소증이 있는지 확인하고, 백혈구 감소증이 아니라면 일단 아주 급한 일은 아니라고 판단한다. 교과서에는 항암치료 중 백혈구 감소증을 동반한 열이 발생하면 '아주 신속하게' 항생제를 투여하라고 되어 있다. 일반적인 환자 진료에서 항생제를 한두 시간 일찍 쓰느냐 마느냐에 따라 환자의 증상 호전에 결정적인 영향을 미치는 경우는 흔치 않다.

하지만 항암치료 중인 환자에서 일어난 백혈구 감소증, 즉 총 백혈구가 혈액 세제곱 밀리미터당 1,000개 이하일 때, 혹은 백혈구 중에서도 면역기능의 중심 역할을 담당하는 호중구가 500

개 이하일 때는 그 결과를 확인한 순간부터 2시간 이내에 항생제를 투여하라고 되어 있다. 순식간에 패혈성 쇼크가 동반되면서 환자의 상태가 위중한 상황으로 변할 수 있기 때문이다.

열이 나더라도 백혈구 감소증이 없다면 그렇게 다급한 상황은 아니다. 이럴 때는 서둘러 항생제를 투여하기보다는 열이 나는 원인을 찾는 것이 더 중요하다. 백혈구 감소증이 없다면, 열이 나는 일반 환자를 볼 때와 비슷한 방식으로 진료가 진행된다는 뜻이다.

환자에게 열이 날 때 피검사를 통해 나타나는 백혈구 수치 이외에도 중요한 것이 하나 더 있다. 그건 열이 나는 순간 환자의 임상적인 양상이다. 열이 나면서 환자의 컨디션이 뚝 떨어지고 너무 힘들어하는 모습을 보인다면 그건 백발백중 몸에 뭔가 심각한 감염이 동반되어 있다는 뜻이다. 환자의 몸이 환자에게, 또 의사에게 "저는 좀 신경 써서 잘 봐주세요"라고 신호를 보내는 것이다.

반면 백혈구 수치가 아주 낮고 열이 펄펄 나는데 정작 환자는 별로 힘들어하지 않는 경우도 있다. 백혈구가 1,000개 이하일 때는 감염을 일으킬 만한 원인이 확실하지 않은데도 열이 날 수 있기 때문에 일단 항생제를 빨리 투여하는 것이 원칙이다. 그렇지만 마음속으로는 '시간이 좀 지나서 백혈구 수치가 오르면 상태가 좋아지겠네' 하며 일단 한숨 돌린다. 그러므로 열이 나는 순간에는 의사가 환자를 직접 '보는' 것이 필요하다.

의사는 컴퓨터에 입력되어 있는 의무기록과 갖가지 검사 결과들을 살펴보며 환자의 상태를 미리 파악한 다음에 환자를 보러 가지만, 정작 환자 앞에 갔을 때 환자가 뿜어내는 '포스'가 의사의 진단과 치료 계획에 미치는 영향은 매우 크다. 환자의 상태가 좋지 않을 때는 환자가 힘들다고 말하지 않아도 환자의 온몸에서 뭔가 환자의 '포스'가 느껴진다. 그러므로 많은 의사들은 환자에게 중요한 변화가 생기면 가서 꼭 환자의 얼굴을 직접 보는 것이 필요하다고 생각한다. 그러니까 항암치료 중에 열이 난다 싶으면 병원에 와서 의사를 만나야 하는 것이다.

물론 열이 나서 병원 응급실에 왔다가 별 조치도 받지 못하고 고생만 했다며 불평하는 환자들도 있다. 바쁜 응급실에서 짐짝 취급을 받고, 자신에 대해 잘 모르는 여러 의사들을 만나야 하고, 입원도 안 되고, 어수선한 응급실에 오래 있다 보면 없던 병이 생길 것 같다고 불평하기도 한다. 열이 나면 서둘러서 병원에 오라는 의사의 말이 생각나서 부랴부랴 택시를 타고, 심지어 먼 지방에서 응급실까지 달려왔는데, 해주는 것도 별로 없고 누울 자리도 없는 응급실에서 찬밥 신세로 있는 것이 너무 화가 난다며 다시는 응급실에 오지 않겠다고 하는 분들도 있다. 맞는 말씀이다. 의사도 병원도 그 사정을 잘 알고 있다. 정말 송구한 상황이다. 하지만 그건 개별 의사나 병원 탓이라기보다는 우리 의료 시스템의 문제다.

응급의료체계 개선이라는 문제는 일단 논외로 하고, 항암치료 중인 암 환자는 열이 나면서 컨디션이 확 나빠진다 싶으면 무조건 응급실로 와야 한다. 만약 열은 나는데 몸 상태가 그다지 나

쓰지 않다면, 응급실보다는 외래로 내원해 담당 의사에게 진료를 받고 혈액검사를 해서 백혈구 감소증이 있는지 확인함으로써 응급실행을 조금은 막을 수 있겠다. 환자의 전신 상태가 별로 나쁘지 않고 백혈구 감소증도 없으며 특별히 열이 날 만한 이유가 없다면 경구용 항생제를 처방받아 집에서 복용하면 된다. 물론 외래에 와서 진료를 받고 검사를 다 했더니 결국 입원해야 하는 것으로 결정되면, 당장 입원할 수 있는 방이 배정되지 않는 한 결국 응급실로 가서라도 치료를 시작해야겠지만 말이다.

입원해서 주사로 항생제를 맞아야 할 정도라면 백혈구 촉진제도 같이 맞고 혈압도 자주 체크하며 몸의 활력징후를 면밀하게 점검해서 혹시나 패혈성 쇼크로 진행되는 것은 아닌지 경과를 관찰하는 것이 필요하다. 패혈성 쇼크라고 생각되면 몸에 중심정맥삽입관을 넣고 혈압을 일시적으로 상승시킬 수 있는 승압제를 쓰는 등 중환자실에 준하는 처치의 대상이 된다. 패혈성 쇼크가 오면 이에 따라 전신적인 장기 기능부전이 동반되는데, 폐기능이 나빠지면 인공삽관을, 콩팥기능이 나빠지면 인공투석을, 심장기능이 나빠지면 인공심폐기계를 연결해 생명을 유지해야 하는 극한 상황이 초래되기도 한다.

이렇듯 같은 열이라도 환자의 진행 양상은 천차만별로 나타날 수 있다. 비록 의사들은 짧은 외래 진료에서 "열이 나면 병원에 오시라"는 말로 간단히 설명을 마감하지만, 그 한마디에는 위에서 설명한 것과 같이 다양한 맥락이 숨어 있다.

염증이나 감염과 관련 없는 열도 있다

항암치료 중에 열이 날 땐 일단 병원에 가서 의사의 진료를 받는 게 원칙이
라는 사실만큼은 환자들이 꼭 기억했으면 좋겠다.

지방에서 서울을 오가며 항암치료를 받는 환자들은 열이 나서 예상치 못
한 서울행을 반복하는 것 때문에 육체적, 심리적으로 많이 힘들어한다.
몸도 힘들어 죽겠는데, 서울 병원까지 오는 데 걸리는 시간, 응급실에 와
서 대기하는 시간, 담당 의사에게 연결되어 진료받기까지의 시간 등을
따지면 2시간 이내에 항생제를 써야 한다는 응급지침이 무색하다.

그래서 어떤 의사는 항암치료를 시작하는 환자 중에 집이 지방인 분들에
게는 아예 처음부터 소견서를 써드리기도 한다. '어떤 병으로 진단받아
언제, 어떤 약제로, 얼마의 용량으로 항암치료를 시작하신 분'인지를 기
록해, 열이 나거나 현재 투여 중인 항암제의 흔한 부작용이 나타나면 거
주지 근처의 종양내과가 있는 병원에 가서 이 소견서를 제출하라고 설명
한다. 종양내과 의사라면 누구든지, 환자가 어떤 병으로 어떤 약제를 언
제부터 쓰기 시작했는지 알면 지금 나타나는 증상에 어떻게 대처해야 하
는지도 알 수 있기 때문에 적절한 진료가 가능하다.

아직까지 우리나라에서는 한 환자를 여러 병원에서 같이 진료하거나 의
료 정보를 교류하는 시스템이 없는 것이 사실이다. 서로를 전혀 알지 못
하고 그 의사와 나를 연결해주는 매개체는 내가 쓴 소견서가 전부지만,
같은 암 환자를 보는 의사이니 믿고 보내는 셈이다. 왜 첫 치료부터 나에
게 받지 않고, 이런 별것 아닌 부작용 관리만 나에게 맡기냐며 불만을 가

질 의사는 없을 것이라고 믿는다. 암 환자를 보는 의사의 마음은 다 똑같으니까.

다만 환자들이 서울의 큰 병원과 지방 병원을 비교하며 의사들의 마음을 후벼 파는 경우는 종종 있다. 지방의 대학병원에서 근무하는 어느 선생님은 환자들이 서울로 가서 진료받고 항암치료 하는 것은 다 이해한다고, 그런데 "서울 병원에서는 이렇게 안 해주던데, 여기는 왜 이래요? 이렇게 치료하는 게 맞는 건가요? 서울 병원에서는 이런 영양제를 줬는데, 여기는 그 영양제 없나요?"라며, 전혀 중요하지 않은 쓸데없는 것에 시비를 걸며 의사의 진료와 병원 환경을 지나치게 따지는 환자들을 만나면 진짜로 마음이 불편하다고 했다.

때론 열이 나는데 사실 염증이나 감염과는 관련이 없는 때도 있다. 수술 후 재발 방지를 위한 보조 항암치료를 하는 경우를 제외하고, 수술 전 항암치료를 할 때나 4기 암 환자들처럼 몸에 암세포가 존재할 때는 암세포 자체의 활성도에 따라 열이 나기도 한다. 이럴 때는 항생제를 써도 별로 차도가 없고, 균 배양검사를 해도 당연히 음성이며, 열은 나지만 다른 동반 증상이 거의 없는 경우가 대부분이다. 우연히 체온을 재봤더니 39도가 넘는다며 병원에 걸어온 환자들, 안색도 나쁘지 않고 식사도 잘하시고 별로 불편한 거 없다고 이야기하는 환자들은 대개 암세포 자체에 의한 열인 경우다. 이럴 땐 일시적으로 해열제를 써서 열을 떨어뜨리면 된다. 암에 의한 열 자체가 병의 진행을 의미하는 것은 아니기 때문에 특별히 걱정할 필요도 없다. 그래도 처음 열이 날 때는 감염 때문에 열이 나는 것은 아닌지 감별해야 하므로 혈액배양검사를 하고 염증 수치들을 확인하는 것이 필요하다.

힘들고, 힘들고, 힘들지만 그래도

항암치료는 물론 치료 자체만으로도
힘들다. 하지만 항암치료를 하면서
외모가 변하고 자존감이 변하며,
내 몸이 예전의 내 몸 같지 않다는 사실
때문에 더 힘들다. 모든 면에서 예전의
나와 급격히 달라지기에 모든 것이
힘들다. 그나마 그때는 젊은 나이에
하는 항암치료여서 다른 사람들보다
더 씩씩하게 이겨내고 있다는 일말의
안도를 느꼈다.

임신 중 느끼는 메스꺼움과 비슷한

드라마를 보면 항암치료를 하는 환자가 갑자기 화장실로 달려가 변기를 부여잡고 구토를 하는 장면이 흔히 나온다. 여덟 번의 항암치료 동안, 다행히 내게는 그런 일이 한 번도 없었다. 하지만 오심, 그러니까 속이 메스꺼운 것은 참 많이도 느꼈다. 항암치료를 하면서 느끼는 메스꺼움은 술을 마신 후 혹은 차멀미나 뱃멀미가 나서 느끼는 메스꺼움과는 많이 다르다.

비빔국수랑 오렌지가 많이 당겼던 걸 보면, 오히려 임신했을 때 느끼는 메스꺼움과 약간 비슷한 면이 있는 것 같다. 항암치료를 할 때마다 며칠씩 오심이 있었는데, 하루 종일 속이 메슥거린다는 느낌이 들고 모든 종류의 냄새에 매우 민감해졌다. 갑자기 음식 냄새가 난다든가 스쳐 지나가는 사람에게서 진한 향수 냄새가 난다든가 하는 등의 '자극'이 생기면 차멀미를 할 때처럼 속이 많이 울렁거렸다.

속이 울렁거려서, 밥을 못 먹겠어서, 속이 불편해서 도저히 잠들 수 없었던 적도 많았다. 하지만 그럴 때마다 항구토제를 먹지는 않았다. 증상이 심하지 않으면 보험 급여가 되지 않는다는 비싼 항구토제를 먹기보다는 다른 일에 정신을 집중하는 것이 더 도움이 되었다. 속이 불편해질 타이밍이 되면 그림을 그리거나 뜨개질이나 바느질을 하는 등 뭔가에 집중함으로써 불편함을 극복할 수 있었다. 정 안 되겠다 싶을 땐 차라리 잠을 청하기도 했다.

탈모와 가발

항암치료를 시작하고 2주가 되는 날부터 머리가 빠지기 시작했다. 샴푸를 하고 두피를 문지르다 보면 머리가 한 움큼씩 빠지곤 했다. '설마 정말 다 빠지겠어? 난 혹시 예외이지 않을까?'라는 기대를 했지만, 안타깝게도 내 기대는 무참히 깨졌다. 한번 빠지기 시작한 머리카락은 무서운 속도로 빠지기 시작했다. 바람만 불어도 머리카락이 빠질 정도였다. 당연히 온 집안에 머리카락이 굴러다니게 됐다.

결국 머리카락이 저절로 다 빠져버리기 전에 미용실에 가서 머리를 밀었다. 처음에는 머리카락 한 올 한 올이 소중해서 바닥에 떨어진 머리카락을 볼 때마다 울적했는데, 나중에는 치우는 게 귀찮을 정도로 빠지는 통에 미용실에 안 갈 수가 없었다. 다큐멘터리를 보면 남편들이 항암치료 받는 부인 머리를 밀어주는 장면도 많이 나오던데, 난 미용실 아줌마의 손에 내 머리를 맡겼다. 그래도 두상이 참 예쁘다는 미용사의 위로 아닌 위로를 들으며, 만 26년 만에 다시 민머리가 되었다. 그리고 맞춤 가발을 하나 주문했다. 맞춤 가발이 완성되려면 한 달이나 걸린다는 얘기를 듣고, 임시로 사용할 기성 가발도 하나 샀다.

맞춤 가발과 기성 가발은 다른 점이 있었는데, 맞춤 가발이 무조건 좋은 것은 아니었다. 기성 가발은 이미 다 만들어져 있는 가발들 중에서 헤어스타일만 고르면 되는 편리함이 있는 반면,

머리와 가발 사이가 꼭 맞지는 않는다. 반면 맞춤 가발은 정말 내 머리처럼 이마와 가발의 경계가 전혀 티가 나지 않았다. 하지만 맞춤 가발은 고무로 된 수영 모자를 머리에 쓰고 다니는 느낌이어서 조금만 더워도 땀이 비 오듯 흘렀다. 기성 가발은 조금 티가 나긴 하지만 통풍이 잘돼서 참 좋았다. 하지만 안경을 쓰기에는 맞춤 가발이 훨씬 편리했다.

아무리 좋은 가발이 많다고 해도, 가발을 쓰는 것은 생각보다 신경이 많이 쓰이고 불편한 일이다. 게다가 나는 머리카락이 정말 하나도 없는 민머리여서 더 신경이 쓰였다. 좌석버스에서 의자에 기대고 조는 중에도 가발이 움직일까 신경이 쓰였고, 지하철에서는 내 앞에 서 있는 사람이 내 머리가 가발인 걸 눈치채지 않을까 신경이 쓰였다. 바람이 많이 부는 날에는 머리카락이 날려 가발인 게 들통나지는 않을까 걱정이 됐다.

그렇게 신경 쓰이면 차라리 두건을 쓰고 다니는 것이 낫지 않겠냐고 생각하는 사람도 있을 것이다. 하지만 머리카락 하나 없는 민머리의 젊은 여자가 두건을 쓰고 다니는 것도 쉬운 일은 아니다. 우선 나 스스로 위축됐고, 지나가는 사람들도 자꾸 눈을 돌려 쳐다보곤 했다. 더더욱 무서운 건 어린아이들이었다. 호기심을 주체하지 못하는 아이들은 나와 눈이 마주쳐도 시선을 피하지 않고 빤히 쳐다보곤 했는데, 그런 아이들의 시선이 참 불편했다. 그래서 집 앞을 가볍게 산책하는 것도 항상 해가 진 후에야 나서곤 했다.

항암치료를 받으면서 확실히 깨달았다. '옷이 날개'가 아니라 '머리카락이 날개'라는 것을. 날개는 머리카락뿐만이 아니었다. 눈썹과 속눈썹이 없는 것도 참 귀찮고 힘든 일이었다. 그나마 원래 눈썹 숱이 많은 편이어서 다행이었지, 항암치료 한두 번만 더했으면 모나리자가 될 뻔했으니까.

환자를 정말 환자처럼 보이게 하는 게 몇 가지 있는데, 그중 하나가 눈썹과 머리카락이 없는 것이다. 항암치료를 다 받고 수술 때문에 입원했을 때, 한동안은 가발 쓰는 것도 귀찮고 화장하는 것도 내키지 않아서 그야말로 '쌩얼' 상태로 있었다. 의사 친구들이 나중에야 한 얘기지만, 그런 내 모습을 보고 마음이 짠할 정도로 내가 환자임을 느꼈다고 했다.

눈썹이 없어서 외출할 때마다 눈썹을 그려야 했는데, 그려놓고 보면 짝짝이가 되기 일쑤였다. 매우 신경을 써서 눈썹을 그리는 것도 참으로 귀찮은 노릇이지만, 속눈썹까지 없으니 세수를 할 때마다 눈에 자꾸 물이 들어가곤 했다. 그뿐만이 아니라 코털까지 빠져서, 세수를 하다 얼굴을 들어 거울을 보면 분홍빛의 예쁜 콧속 점막이 그대로 드러나곤 했다.

정말 친한 사람들은 은밀한 부분의 털도 빠지냐고 물어보곤 했는데, 대답은 "그렇다"였다. 머리카락, 눈썹, 속눈썹, 코털까지 빠지는데 거기에 있는 털이라고 별수 없는 거다. 정말 한 올도 남지 않고 머리카락처럼 홀랑 다 빠져버렸는데, 그래서 화장실에 갈 때마다 여간 불편한 것이 아니었다. 하나님이 사람을 만들 땐 정말 다 필요해서 만드셨다는 걸 절감했다. 음모가 없으면 소변을 볼 때 소변이 자꾸 주변에 묻는다. 그래서 항암치료를 하는 동안은 항상 화장실에 갈 때 물수건을 들고 다녔다. 소변을 볼 때마다 샤워를 할 수는 없으니 말이다.

모든 것이 다 나쁘기만 했던 건 아니다. 겨드랑이랑 팔다리 제모를 하지 않아도 정말 미끈한 피부를 하고 다닐 수 있었던 점은 꽤 괜찮았다. 다시 털이 나기 시작할 무렵에는 성장기, 퇴화기, 휴지기 없이 모든 털이 한꺼번에 자라기 시작해서 숱이 참 많아 보였다. 레이저 제모를 해볼까 하는 생각까지 들었다. 돌이켜보니 항암치료 기간에는 제모를 안 해도 됐던 건 매력적이었다. 또 머리를 감고는 말리거나 드라이할 필요 없이 가발만 푹 눌러쓰고 나가면 되는 것도 한편으론 불편했지만 또 나름 매력적이었다.

항암치료를 받는 동안 피부가 좋아졌다는 얘기를 정말 많이 들었다. 아마도 잘 먹고 잘 자서 좋아진 것도 있겠지만 솜털마저 다 빠져버리는 바람에 얼굴이 더 보드라워지고 화장도 잘 먹어서 그런 것 같다. 털이 자라기 시작한 후에는 세수할 때 만져지는 얼굴의 느낌도 달라진 걸 보면 맞는 추측인 것 같다.

사람 꼼짝 못하게 만드는 무기력증

항암치료를 받다 보면 항암제 부작용으로 무기력증이 나타날 때가 있다. 그런데 '무기력증^{asthenia}'이라는 단어는 실제보다 아주 많이 순화된 표현이다. '항암치료가 힘들구나', '우울하구나' 따위의 생각조차 할 수 없을 정도의 상태가 무기력증이기 때문이다. 그만큼 항암제 때문에 나타나는 무기력증은 사람을 꼼짝 못하게 한다.

무기력증이라는 불청객이 찾아올 때는 전화를 받는 것, 텔레비전을 보는 것조차 힘겨운 일이 된다. 그럴 땐 하루 종일 침대에 누워 기본적인 의식주만 해결하는 시간들을 보내곤 했다. 이 무기력증을 극복하는 방법은 없었던 것 같다. 그저 평소에 체력을 비축해서 그나마 무기력증의 시간들을 편안하게 넘기는 방법밖에는.

처음에는 무기력증이 어떤 것인지도 모르고 당해서 몸도 마음도 고생이 참 많았다. 그나마 두 번째, 세 번째는 알고 당해서인지 그럭저럭 견딜 만해지는 걸 보면 사람이 적응의 동물이라 참 다행이다 싶었다.

참 신기한 것은 백혈구 수치가 떨어질 때쯤 되면 달력을 보지 않아도 몸이 더 먼저 반응한다는 사실이다. '좀 힘들다'고 느껴져서 달력을 보면 백혈구 수치가 떨어질 무렵이었고, '이제 좀 살 만하다' 느껴져서 달력을 보면 백혈구 수치가 올라갈 시기가 가까웠다. 정말 우리 몸은 신기한 것 같다.

햇병아리 의사 노릇을 할 때 항상 들었던 이야기가 "환자의 때깔을 보라"는 것이었다. 그때는 그게 생각보다 어렵고 귀찮은

일이었는데, 내가 환자가 되어보니 그 말의 의미를 절실히 깨
닫게 되었다.

말 못할 고통을 주는 점막염

속이 울렁거리고 몸에 힘이 없는 것 못지않게 힘들고 괴로운 건
점막염이었다. 점막염이 생기면 살면서 해야 하는 기본적인 행
위들이 매우 곤란을 겪는다. 먹고 화장실 가는 것 말이다. 입 안
의 점막과 편도까지 다 헐어서 치약마저 쓰라리게 느껴지기 때
문에, 조금이라도 맵고 신 음식은 전혀 먹을 수가 없다. 환자들
이 항암치료를 하면서 잘 못 먹는 건 오심이나 구토 때문도 있
지만 입 안의 점막염도 큰 걸림돌로 작용한다.
점막염은 우리 몸에 점막이 있는 곳에는 다 생기는데, 항문과
생식기 주변에도 생긴다. 조금이라도 변비가 생기면 대변을 보
다가 항문 주변으로 상처가 나서 피를 보기 일쑤였고 통증도
심했다. 게다가 안 그래도 깨끗하지 못한 부분인데 상처가 나
면 감염이 될까 봐 더더욱 걱정이 되었다.
결국 나중에는 항생제가 들어 있는 연고를 사다가 바르기도 했
다. 여성 생식기의 점막이 접히는 부분에도 점막염이 생겨 빨
갛게 벗겨지곤 했다. 가렵고 아픈 증세가 심해질 때는 뒷물을
하고서, 통풍이 잘되는 남동생 사각팬티를 얻어다가 입고 있기
도 했다.

유방암, 굿바이

사회와의 단절, 적극적으로 나서야 할 일

무기력증 때문에 힘들어서, 그리고 점막염으로 아무거나 먹을 수도 없고 밖에서 화장실 가는 것도 불편해서 자연스럽게 집에 머무는 시간이 늘어났다. 그렇게 한참을 집에서만 있다가 컨디션이 좋아져서 오랜만에 밖에 나가려면 갑자기 두려운 느낌이 들었다. 그것은 마치 사회와 단절된 느낌이었다.

처음 치료를 받기 시작했을 때 정신과 레지던트 친구가 해준 말이 있었다. 딱히 할 얘기가 없더라도 친구들을 자주 만나고, 전화도 자주 하고, 밖으로 많이 돌아다니라고 했다. 그래야 사회와의 끈을 놓지 않게 된다고. 항암치료가 끝난 후 돌이켜보니, 그 말이 정말 맞는 말이었던 것 같다. 일주일 내내 집에만 있다가 밖에 나가서 밝은 햇볕을 쬐고 지하철을 타면 그 느낌이 너무 낯설었다. 그래서 백혈구 수치가 떨어지고 컨디션이 좋지 않은 날을 빼고는 여기저기 참 많이 놀러 다녔다. 백화점 문화센터 수업도 다녔다. 서른 살 혹은 마흔 살이 되기 전에는 절대로 기회가 없을 거라고 생각했던 '백화점 문화센터 다니는 여자'가 되어보니, 그것도 새로운 경험이었다. 백화점 문화센터에는 의외로 젊은 여성도 많았다. 나와는 매우 다른 일을 하는 친구들을 사귀는 것도 참 좋았다. 다들 백화점과 가까운 동네에 살아서 수업이 끝나면 근처에서 편하게 밥도 먹고 차도 마셨다. 마음이 잘 맞는 몇몇은 수업이 없는 날에 따로 만나서 놀기도 했다. 모르긴

해도 집에만 틀어박혀 지냈더라면 훨씬 더 힘들었으리라.

나는 1년의 암 치료 기간에 항암치료와 수술, 방사선치료를 모두 받았다. 그중 가장 힘들었던 것이 여덟 번의 항암치료였다. 그래서 마지막 항암치료를 끝내고 집으로 돌아오면서 마음속으로 기도하고 또 기도했다. 이것이 내 인생의 마지막 항암치료가 되게 해달라고.

항암치료 쉽게 받는 법
덜 힘들려면 나만의 길을 찾자

일기 쓰기 항암제 투여 후 며칠 동안 일어나는 일들은 항암치료 주기가 반복될 때마다 똑같이 되풀이된다. 항암치료의 주기에 따라 몸과 마음이 어떻게 변하는지 일기를 써보자. 그 순간의 기억과 감정까지 담을 수 있어서 사진보다 더 정확하다. 무엇보다 일기를 쓰면 항암치료의 부작용을 예상할 수 있게 되어 비교적 수월하게 넘길 수 있는 효과가 있다.

현재를 잊을 또 다른 무엇 찾기 암 치료를 받는 동안, 특히 구토감이 생길 만한 시기가 되면, 정신을 분산시킬 일을 찾는 것이 좋다. 그림, 퍼즐, 뜨개질 뭐든 좋다. 하루 종일 TV를 보는 것도 괜찮다. 뭔가 다른 쪽으로 관심을 분산시키면 하루 종일 울렁거리는 속을 다스리기가 훨씬 편하다. 구토감을 유발하는 상황이 발생하지 않도록 식사를 할 때는 조금이라도 자극적일 수 있는 음식은 제외하는 것이 좋다. 그리고 식사는 되도록 집에서 하자.

조미료가 많이 들어간 바깥 음식을 잘못 먹었다가는 된통 혼날 수 있다.

외출할 땐 마스크 필수 이 기간에는 외출을 삼가는 것이 좋지만, 꼭 외출해야 할 때는 반드시 마스크를 쓰자. 감염의 위험도 줄어들고, 구토감을 유발하는 이상한 냄새들을 차단하는 데도 도움이 된다. 점막염 예방에 가장 중요한 것이 가글이다. 가글액을 집에 충분히 챙겨두고 수시로 가글을 하자. 변비가 생기지 않도록 주의하고, 변비가 생긴다 싶으면 주치의에게 약 처방을 요청하도록 한다.

똑똑똑! 정신과 진료 유방암에 걸린 것만으로도 경제적, 심리적, 육체적으로 충분히 힘들고 괴로워서 우울해질 수 있지만, 항암제의 부작용 때문에도 우울증이 올 수 있다. 항암치료 때문에 멍하고 자꾸 깜박깜박하고 판단력이 흐려지는 걸 항암제 뇌chemo brain라고 한다. 항암치료를 받는 동안에는 당연히 생길 수 있는 일이다. 마음이 힘들다면 정신과 상담을 해보는 것도 좋다. 정신과 전문의는 내 이야기를 듣고 공감해줄 뿐만 아니라 감정 변화까지 분석해서 해결책을 제시해준다. 꼭 약을 먹지 않아도 전문적인 상담만으로도 삶의 많은 것들이 달라진다.

외모 변화를 준비하라 항암치료를 받으면 머리카락, 눈썹, 속눈썹, 코털, 겨드랑이 털, 음모, 솜털까지 온몸의 털이 다 빠진다. 머리가 빠지기 전에 가발이나 모자를 준비해두면 도움이 될 수 있다. 눈썹과 속눈썹이 빠져서 불편하겠지만, 항암치료 중 눈썹이나 속눈썹 문신을 하는 건 추천하지 않는다. 오히려 민감한 부위에 더욱 자극이 될 수 있기 때문이다.

상처는 무늬다 사람은 누구나 살아가면서 상처를 받게 된다. 그 상처 때문에 보기 흉한 흉터가 남을지, 아니면 그 상처를 나만의 아름다운 무늬로 만들지는 오로지 '나'의 몫이다. 젊은 나이에 암 진단으로 내가 해결할 수 없는 큰 단점을 가지게 되었다는 것은 물론 서러운 일이다. 세속적인 기준에서 보면 나는 틀림없이 단점을 가진 사람이다. 하지만 나는 나의 단점, 상처, 흉터를 나만의 무늬로 만들 수 있도록 노력하기로 했다. 그냥 '무늬'라고 생각해보자.

확률은 확률일 뿐 만 스물여섯 살 3기 유방암 환자의 5년 생존율은 50%. 하지만 그 50%는 숫자에 불과하다. 99.9%의 확률로 살 수 있다고 한들 내가 재수 없게 나머지 0.1%에 속하게 될 수도 있고, 50%라는 5년 생존율은 과거의 결과들일 뿐이다. 현대 의학은 하루가 다르게 발전하고 있으며, 생존율은 지금도 올라가고 있다. 미리 낙심하고 좌절할 필요는 없다고 스스로 다독여보자. 한결 마음이 편해진다.

투병 중이 아니라 노력 중 암과 싸우고 있다고 생각하면 내가 힘들어진다. 특히 온갖 부작용들을 겪으면 항암제에 굴복당하는 느낌을 받고, 암세포가 말끔하게 없어지지 않으면 암과의 투쟁에서 패배했다는 느낌이 든다. 싸운다는 생각 대신, 더 건강해지기 위해 노력하고 있다고 생각해보자. 나는 항암제로 힘이 들면 약의 효과가 나타나는 것이라고 생각했다. '건강한 세포도 이렇게 힘든데, 당연히 암세포도 힘들겠지'라고 말이다.

시간을 잘 견디면 잘 회복할 수 있다

유방암 치료에 쓰이는 항암제 중
가장 중요한 약제 두 가지를 들라면
독소루비신(상품명 아드리아마이신)과
도시탁셀(상품명 탁소텔)을 꼽을 수
있겠다. 이들 약제가 아무리 힘들고
부작용이 크더라도, 아무리 유방암
신약이 많이 나왔다 하더라도,
이 두 가지 약제가 유방암 치료에
기여한 바는 실로 놀랍다.
그러므로 지금으로서는 이들 약제로
내가 잘 치료될 수 있음에 감사한
마음을 갖고 모두를 힘들게 하는
부작용을 잘 공부해서,
부작용이 찾아오더라도
좌절하지 않았으면 좋겠다.

부작용은 그 시기만 잘 넘기면 거의 다 회복될 수 있는 것들이다. 유방암 항암치료에 사용되는 항암제는 여러 종류가 있지만, 대표적인 몇 가지 약제에 국한해 부작용을 설명해본다.

독소루비신(상품명 아드리아마이신) 또는 에피루비신(상품명 엘렌스)

탈모 흔히 빨간 약으로 알고 있는 아드리아마이신을 투여하면 100% 탈모가 생긴다. 다시 말하지만 100%다. 약제가 투여된 지 2주 정도 지나면 머리가 솔솔 빠지기 시작해서 다음 2주기 치료를 받을 무렵이면 뭉텅뭉텅 빠진다.

그래서 대부분의 환자들이 2주기 치료를 하러 올 때는 머리를 다 밀고 모자나 가발을 쓰고 나타난다. 거뜬하게 회복된 혈액 검사 수치를 보며 몸이 잘 견뎌냈구나 판단하지만, 머리를 깎으며 환자가 흘렸을 눈물, 마음속으로 했을 걱정과 근심과 불안함을 능히 짐작할 수 있다.

탈모를 유발하는 항암제 치료가 끝나고 대략 4~6주가 지나면 삐죽삐죽 머리카락이 다시 나기 시작한다. 머리가 빠지는 정도는 치료 효과와는 아무런 상관이 없다. 그러니 머리카락이 좀 덜 빠진다고 해서 좋아할 이유도, 더 많이 빠진다고 걱정할 이유도 없다. 완전히 빠지지 않고 듬성듬성 머리카락이 남아 붙어 있는 경우도 있는데, 이럴 때는 외모가 더 흉해 보이기 때문에 흔히 환자들은 몽땅 깎아버리는 쪽을 택한다. 이 약을 끊으면 머리카락이 다시 날 거니까 조금만 참고 이겨내자고 말하며 격려해본다.

의학적으로 머리카락 세포의 생존 주기를 따져보면 당연히 항암제의 공격으로 손상되어 떨어져나갈 수밖에 없고 약을 끊으면 거의 다 다시 나는데, 탈모가 되었다고 속상해하고 머리를 깎으며 우는 환자들이 이해가 안 될 때도 있다. 아마 내가 그 환자가 흘린 눈물의 의미를 다 이해하지 못하기 때문일 것이다.

그럼에도 불구하고 내가 꼭 하고 싶은 말은 이거다. "환자 여러분, 우리 이런 일로 눈물 흘리지 맙시다. 더 힘들고 속상한 일이 생길지도 몰라요. 이건 아무것도 아니랍니다. 머리는 다시 전부 나요. 예쁘게. 그러니까 울지 마세요."

물론 탈모는 환자에게 적지 않은 충격을 준다. "머리 빠지는 건 아무것도 아니에요"라고 말했다가 환자에게 크게 혼난 적도 있다. 내가 어찌 그들의 속상한 마음을 다 알겠는가? 난 그래도 말한다. "이건 아무것도 아닙니다. 용기 내세요. 이제 시작입니다."

탈모가 시작되면 두피에 자극이 되는 파마와 염색은 가능하면 피하는 것이 좋고, 샴푸도 순한 제품으로 사용하는 것이 좋다. 완전히 빠지지 않는 경우라면, 머리를 짧게 자르는 편이 낫다. 짧은 머리가 긴 머리보다 숱이 많아 보이는 효과가 있으며 관리하기도 편하기 때문이다. 머리카락이 몽땅 다 빠지고 나면 자외선으로부터 두피를 보호해야 하므로 자외선차단제를 두

피에도 발라줘야 한다. 또 바깥출입을 할 때는 모자나 두건을 쓰는 게 좋다.

심장기능 독소루비신 계열의 약물은 용량이 누적되었을 때 심장기능을 악화시킬 수 있다. 그래서 이 약을 투여하기 전에는 기본 심전도 외에 심장초음파를 시행하는 경우가 많다(이는 환자별 위험 요인의 여부나 병원의 진료 정책에 따라 다를 수 있다). 심전도에 이상이 있거나 심장초음파에서 이상 소견이 관찰되면 약의 용량을 감량해서 투여하거나 투여 기간 중 모니터링을 좀 더 자주 하는 것이 필요하다.

다행히 수술 전후 4회에서 6회가량 투여하는 정도로는 큰 문제를 유발하지 않는다. 다만 국소적으로 혹은 전신에 재발했을 때 다시 이 약제를 쓰면 효과가 좋은 경우가 있어서, 재발한 유방암 환자에서 독소루비신 계열의 약물을 투여할 때는 매번 누적 용량을 기록하고 환자가 가슴이 답답하다거나 숨이 차다고 호소하면 즉시 심장기능 검사를 다시 실시해야 한다. 다행히 요즘에는 독소루비신 계열의 약제를 제외한 다른 약제의 병합 요법도 효과가 나쁘지 않다는 연구 결과가 보고되었다. 그러니 심장기능의 악화를 염려하면서까지 굳이 독소루비신을 고집하지 않아도 된다.

치료 지침상 HER2 양성 환자에서는 허셉틴이라는 표적치료제를 반드시 사용하게 되어 있다. 그런데 이때 허셉틴과 독소루비신을 동시에 쓰면 심장기능을 악화시킬 수 있기 때문에 도시 탁셀 등 탁센 계열의 약제를 조합해 사용하기도 한다. 그러므로 기존에 심장병이 있는 환자라면 자신의 상태를 반드시 항암 치료 담당 의사에게 알리는 것이 필요하다.

혈관염과 피부괴사 생명을 위협하는 부작용은 아니지만, 의사와 병원 입장에서 아주 골치 아픈 부작용이 바로 혈관염과 피부괴사다. 항암제는 투여 중 혈관 밖으로 새어나가면 주위 조직에 염증이나 손상을 일으킬 수 있으며, 항암제 중에서도 가장 큰 염증과 손상을 일으키는 것이 독소루비신이다. 그래서 혈관이 새카맣게 변색되는 것은 물론, 혈관 자체가 괴사되면서 주위 조직으로 염증이 확산되어 성형외과적인 피부이식수술까지 필요한 상황이 초래되기도 한다. 정말 난감한 일이다.

말초혈관으로 항암제를 맞다가 주사약이 혈관 밖으로 샐 때 환자들이 심한 통증을 느끼게 된다. 그래서 주사를 줄 때 "아프세요? 아프면 즉시 말씀하세요"라고 주문을 걸듯이 환자에게 계속 물어보는 것이다. 환자가 통증을 느끼고 아프다고 하면 즉시 바늘로 혈액을 역류시켜 조금 **빼낸** 다음, 주삿바늘이 들어간 부위를 심장 위치보다 높게 올려두고 얼음주머니를 대주면 증상이 호전된다. 바늘을 빼고 투여를 중단했는데도 계속 통증이 남아 있으면 아주 가는 바늘인 24게이지 주삿바늘을 사용해 혈관염이 생긴 부위를 중심으로 소량의 스테로이드 주사를 투여하면 염증이 가라앉으면서 빨리 호전될 수 있다.

유방암 환자들은 가슴 수술을 한 쪽으로는 아예 주사를 맞지 않고 반대쪽 팔에만 주사를 맞게 된다. 그런데 여성들의 팔 혈관은 대부분 젊은 남자들의 팔뚝에 불끈불끈 솟아오른 싱싱한 혈관에 비하면 훨씬 가늘고 약한 편이다. 게다가 운동량이 부족하거나 살이 쪄서 지방조직이 혈관을 감싸고 있으면 처음 한두 번은 어떻게든 조심조심 혈관을 찾아서 주사를 놓을 수 있지만, 횟수가 반복될수록 혈관들이 위축되고 숨어버려서 항암 주사를 투여하기가 점점 더 힘들어진다.

그래서 혈관염과 피부괴사의 위험을 고려해 아예 중심정맥관을 삽입하고 주사를 맞으라고 권유하는 경우도 있다. 예전에는 조혈모세포 이식 환자들이 사용하는 '히크만 카테터'라는 관을 삽입하고 주사를 맞았다고 하는데, 요즘에는 오른쪽 빗장뼈 아래 피부에 심을 수 있는 '케모포트'라는 장치를 사용하기도 하고, 겨드랑이 혈관을 이용해 말초혈관 중심정맥관을 삽입해 말초혈관에 흔히 발생하는 혈관염을 미연에 방지하기도 한다.

혈관염이나 피부괴사를 막기 위해 의료진은 최선의 노력을 다하지만, 아무리 주의해도 혈관염이 생기는 환자들이 가끔 있다. 환자의 생명에 치명적 위험이 초래되지는 않지만, 환자가 혈관염에 대해 불평하고 불만을 제기하면 일종의 의료사고로 취급되곤 한다. 어쩔 수 없는 부분이 있는데도 이로 인한 분쟁이 가끔 발생하니, 참으로 곤혹스러운 문제다.

오심(구역감), 구토 유방암에서 흔한 사용되는 독소루비신 계열의 약물과 사이클로포스파마이드의 병합 요법은 항암제 중에서도 오심을 유발하는 강도가 매우 높은 그룹에 속하는 약제 조합이다. 오심을 느끼는 것은 항암제가 뇌에 영향을 미쳐서이기도 하고, 입이나 식도, 위장, 소장, 대장 등 소화기관의 점막이 탈락하고 재생되는 과정에서 함께 나타나는 증상이기도 하다.

항암치료를 처음 받은 환자가 구역감을 심하게 겪으면 다음 항암치료를 받을 때 즈음이면 항암제가 들어가기도 전부터 구역감을 느끼고 항암제에 큰 거부감을 갖게 된다. 그러므로 항암치료를 하는 동안에는 구역감을 아예 느끼지 않도록 항암제 투여 전에 구토방지제를 충분히 사용하는 것이 좋다.

특히 밤에는 숙면을 취할 수 있도록 수면제를 복용하면 구역감 예방에 도움이 될 수 있다. 속이 울렁거려 밤에 잠을 잘 못 자면 컨디션도 나빠지고 울렁거림도 더 예민하게 느낄 수 있는데, 일부 수면제는 그런 구역감을 유발하는 신경전달물질을 차단하기 때문에 도움이 된다. 중요한 사실은 증상이 생기기 전에 억제하는 것이 효과적이라는 점이다.

도시탁셀(상품명 탁소텔) 또는 파클리탁셀(상품명 탁솔)

과민반응 드물지 않게 발생하는 부작용으로, 약이 투여된 지 몇 분 지나지 않아 춥고 떨리면서 열감이 느껴지고 입과 목 주위가 붓거나 숨이 차기 시작할 수 있다. 가슴이 조여드는 것 같은 느낌이나 통증이 발생하기도 하고, 마른침이 나기도 한다. 두드러기나 발진, 가려움 등과 같이 피부 변화만 보이다가 금세 가라앉을 수도 있지만, 어지럽고 의식이 변하며 혈압이 떨어지는 등 심각한 증상으로 나타날 수도 있다.

이를 예방하기 위한 전 처치 약물로 스테로이드와 항히스타민제를 사용하는데, 항암제 투여 전날 밤부터 약을 경구로 먹을 수도 있고 항암치료 당일에 주사로 맞을 수도 있다. 이러한 전 처치 약물의 투여로 탁소텔의 과민반응은 상당 부분 예방할 수 있다. 약물 투여 중에 과민반응이 발생하면 즉시 주위의 의사나 간호사에게 이상 징후가 발생하고 있음을 알려서, 과민성 쇼크로 진행되지 않도록 조치해야 한다.

피로와 근육통 항암제를 맞고 3~4일이 지나면 온몸이 나른하고 의욕이 없어서 하루 종일 누워만 있고 싶을 정도로 무기력함을 느끼게 된다. 어떤 환자들은 "몸이 땅바닥에 붙어서 안 떨어지려고 한다"고 표현하기도 하고, "꼼짝하기가 싫고 숨 쉬는 것도 귀찮다. 밥도 안 먹고 싶고 배도 안 고프다. 눈을 뜨기도 귀찮다"라고 말하기도 한다. 실제로 전신 쇠약감 및 무기력감을 이유로 응급실에 내원한 환자가 있었는데, 처음에는 환자가 숨을 안 쉬는 것처럼 보여서 죽은 줄 알고 깜짝 놀랐다. 환자가 정말 꼼짝도 안 하고 누워 있었고, 내가 뭔가를 물어보고 진찰을 해도 아무런 반응이 없어서 마치 죽은 사람처럼 보일 정도였다.

단순 피로감이나 전신 쇠약감 자체도 불편한 문제지만, 항암제로 인한 골수기능 저하에 빈혈 등이 동반되면서 피로감이 심해질 수도 있다. 따라서 이럴 때는 혈액검사를 하고 필요하면 수혈도 하면서 보조적인 도움을 주는 것이 필요하다.

이런 증상이 발생하면 해당 기간에는 환자가 애쓰고 노력해서 좋아질 수 있는 부분이 거의 없다. 가능하면 힘든 일은 피하고 가족이나 주위 사람들의 도움을 받으며 지내는 수밖에 없다. 만약 환자가 주부라면 집안일을 하기가 정말 힘들기 때문에 남편이나 가족, 가까운 친지들의 도움을 적극적으로 받는 것이 좋다. 전신 근육통이 심해서 처방해준 진통제를 먹고도 전혀 도움이 안 된다며 응급실로 오는 환자도 있을 정도다. 근육통은 탁소텔이나 탁솔의 전형적인 부작용이라서, 항암제를 맞고 귀가하는 환자들에게 "3일 후부터는 증상이 없어도 미리 드시라"고 말하며 진통제를 처방해주기도 한다. 전신통은 그만큼 심하게 나타날 수 있다.

말초신경염 탁소텔을 4회에서 6회 정도 투여하는 것만으로는 일상생활에 지장을 줄 만큼 심각한 말초신경염이 발생하지는 않는다. 만약 신경염이 생기더라도 치료가 끝나면 서서히 호전되는 경우가 대부분이다. 하지만 이 역시 유방암 재발 후 다시 사용해서 체내 누적 용량이 일정 수준 이상 올라갔을 때는 심각한 불편감을 준다.

차가운 곳에 노출되면 손발이 저린 느낌부터 화끈거림, 무감각, 통증 등 감각 변화가 더 예민하게 느껴지기 때문에 맨손으로 냉장고에서 그릇을 꺼내거나 찬물을 마실 때 특히 주의해야 한다. 찬물로 세수를 하거나 손발을 씻는 것도 마찬가지다. 그러니 물도 미지근하게 마시고, 세수도 미지근한 물로 하고, 냉장고에서 뭔가를 꺼낼 때는 장갑을 끼는 것이 도움이 된다. 투약이 반복되면 걸음 걷는 게 힘들어서 균형 잡기가 어렵다고 말하는 사람도 있고, 모래밭을 맨발로 걷는 느낌이라고 말하는 사람도 있다.

손의 신경염이 심해지면 젓가락질이나 단추 채우기 같은 사소한 일상생활에 어려움을 느끼기도 한다. 이렇게 손의 감각이 무딜 때는 날카로운 칼이나 가위를 사용하는 일에 특히 조심해야 한다. 외출을 할 때는 양말과 운동화를 신는 것이 좋고, 맨발로 샌들이나 슬리퍼를 신는 것은 피해야 한다. 요리나 설거지를 할 때, 화분이나 화단을 관리할 때도 장갑을 착용하면 도움이 된다.

환자가 신경염이 심해서 밤에 잠을 자주 깬다거나 증상 때문에 일상생활에 영향을 받을 정도로 불편하다고 호소할 때는 일시적으로 도움을 줄 수 있는 약제를 처방해주며 경과를 관찰해보기도 하는데, 모든 환자에서 증상 개선 효과가 있는 것은 아니다.

도움이 된다는 환자와 그렇지 않다는 환자가 있기 때문에 1~2 주일 정도 시험 삼아 투여해보고 효과가 없으면 그냥 증상이 악화되는 상황을 피하고 견디라고 격려한다. 증상이 지속되면 탁소텔 투약 용량을 줄이거나 중단하는 것도 고려한다. 탁소텔에 의한 말초신경염은 약을 끊으면 증상이 호전될 수 있다.

전신 부종(체액저류) 탁솔보다는 탁소텔을 투여한 경우에 발생하는 특징적인 증상이다. 3~4회 정도 탁소텔을 맞고 나면 얼굴과 손발이 붓고 푸석푸석해진다. 환자들은 평소보다 체중이 3~5kg 정도 증가한다고 불편을 호소하는데, 치료가 끝나면 회복되는 증상이므로 크게 걱정할 것은 없다.

부종을 예방하려면 우선 짠 음식을 피해야 하고, 손발에 부종이 생긴 경우에는 쉬거나 잘 때 베개나 쿠션을 이용해 조금 높은 곳에 손발을 올려두면 부종이 빠질 수 있다. 일정한 기간을 두고 체중을 측정해서 증상이 심하다고 판단되면 일시적으로 이뇨제를 사용해 증상을 완화시킬 수도 있다.

증상이 심해지면 폐나 심장에 물이 고이기도 하고 생체 활력징후에 이상을 초래할 수도 있다. 따라서 체중을 주기적으로 측정하고 진료 시 의사에게 상황을 알려주는 것이 필요하다. 저절로 좋아질 수 있는 상황인지 아니면 인위적으로 물을 빼내야 할 정도의 상황인지를 구별하는 것이 필요한데, 가슴 엑스레이 촬영이나 청진 소견 등이 의사의 판단에 도움이 된다.

손발톱의 변화 탁소텔을 맞는 횟수가 늘어나면 손발톱이 검은 색이나 누런색으로 변하고, 표면에 줄이 생기거나 딱딱해질 수 있다. 또 손발톱이 들뜨며 염증이 생기기도 하고, 쉽게 부서지거나 빠지기도 한다. 들뜬 정도가 심하고 염증이 생기면 2차 감염을 예방하기 위해 항생제를 투여하는 것이 필요할 수 있다.

네일 케어를 받는 환자도 있는데, 사소한 상처가 큰 염증으로 번질 수 있어서 권장하고 싶지는 않다. 투약 기간이 끝나고 2~3개월 정도 시간이 지나면 증상이 호전되고 예전처럼 예쁜 손톱이 다시 자라기 때문이다. 다만 투약 중에는 손발톱이 약해지므로 발톱 보호를 위해 양말을 신고 손톱 보호를 위해 집 안일을 할 때는 장갑을 착용하는 것이 도움이 된다. 요즘에는 보호용 매니큐어가 나와서 보조적인 도움을 받는 경우도 있다.

05

경희 | **수술**

내 몸에 특별한 무늬가 생겼다

항암치료를 받을 때는 그랬다. '차라리
수술을 받고 말지. 이건 정말 못할
짓이다.' 속 시원하게 수술해버릴
날만을 기다리며, 항암치료 받는 게
너무 지긋지긋하다고 생각했다. 그런데
막상 항암치료를 마치고 수술 날짜가
다가오니 정말 무섭고 겁이 났다.
젊은 여성 2명 중 한 명은 성형수술을
한다는 세상에 살고 있지만, 태어나서
수술이라곤 한 번도 받아보지 않은
나에게 암 수술은 매우 두려운
일이었다. 더군다나 결혼도 안 한
20대의 몸으로 한쪽 가슴을
잘라내야 한다니….

항암치료를 받는 동안 잠이 오지 않는 날이면 이동식 침대에 누운 채 수술실로 '옮겨지는' 내 모습을 그려보곤 했다. 머리카락 한 올 없는 민머리에 수술모자를 쓰고 침대에 누워 가족들의 근심 어린 배웅을 받으며 홀로 수술실로 향하는 나, 여름에도 서늘한 수술실의 차가운 수술대에 옮겨진 다음 몸에 여러 모니터링 장치를 붙이며 수술 준비로 분주한 의사와 간호사들 틈에 숨죽여 누워 있을 내 모습을 상상하면 언제나 눈물이 나곤 했다. 더불어 수술 후 내 가슴팍에 남겨질 기다란 흉터를 생각하면 주체할 수 없는 우울의 늪에 빠질 수밖에 없었다.

이런 생각이 머릿속에 떠오르면 꼬리에 꼬리를 물고 수술 후 벌어질 일까지 고민이 됐다. 나중에 방사선치료를 하게 되면 방사선치료 사전 준비를 하면서 환자가 바뀌는 걸 방지하기 위해 환자 얼굴이랑 수술 부위 사진을 찍게 될 텐데, 혹시 그 사진을 누가 보기라도 하면 어쩌나 하는 쓸데없는 걱정까지 하곤 했다.

수없이 상상했던 바로 그 순간이 오다

항암치료를 견디느라 조금은 멀게 느껴졌던 수술이 드디어 눈앞으로 다가왔다. 마지막 항암치료가 끝나고 3주 후 수술 날짜가 잡힌 것이다. 2009년 7월 28일. 그날은 내 생일 다음으로 잊을 수 없는 날이 되었다.

수술하기 전날 아침, 입원을 알려주는 인턴 선생님의 연락을 받았다. 어쩌면 유방보존술을 할 수도 있으니 방사선 표식을 위해 일찍 입원하라는 이야기를 듣고 서둘러 병원으로 갔다. 입원 수속을 마치고 병실 침대에 앉으니 오후 2시였다. 마음이 싱숭생숭해서 가만히 있을 수가 없었다. 다행히 수술 전날이라고 친구들이 계속 찾아왔다. 환자복 갈아입을 틈도 없이 친구들의 위문공연을 즐기고 있는데, 간호사가 들어오더니 아직 옷도 안 갈아입었냐며 꾸중 아닌 꾸중을 했다.

그제야 환자복으로 갈아입고 나니 비로소 내가 환자라는 사실이 실감났다. 저녁 무렵 교수님이 회진을 오셔서 일단 유방보존술을 계획하고 있지만 수술실에서 보고 유방 전 절제가 될 수도 있다는 말씀을 남기시곤 질문할 틈도 없이 총총히 나가셨다.

그날 밤, 마음속에서 이러저런 걱정과 고민들이 소용돌이치기 시작했다. 한쪽 가슴을 완전히 제거하는 것보다 조금이라도 적게 절제한다면 좋아해야 할 일이긴 한데, 다른 한편으로는 어차피 한 번 수술하는 거 안전하게 다 절제하는 게 좋지 않을까 하는 마음도 들었다. 결국 새벽녘까지 잠을 이루지 못하고 뒤척이다가 얼핏 잠이 들었는데, 간호사가 방문을 노크하는 소리에 잠을 깨보니 아침 6시 반이었다. 수술실에서 벌써 불렀다고, 수술실로 내려갈 준비를 하란다.

드디어 올 것이 왔구나. 불안감은 점점 커져갔다. 그래도 아침 첫 순서로 수술을 하니 낮 시간 동안 눈뜨고 멀뚱멀뚱 걱정할 필요가 없어서 다행이라고 생각하기로 했다. 머리에 쓰고 있던 두건을 벗고 수술모자로 바꿔 썼다. 환자복 안에 입었던 속옷도 모두 벗고 수술받을 준비를 마친 후 침대에 누워 수술실로 향했다. 그래도 내가 일하던 병원인데, 혹시 수술실 들어가다가 아는 사람이라도 마주치는 건 아닌가 하는 쓸데없는 걱정도 조금 들었다. 수술실 문 앞에서 가족들의 걱정 어린 배웅을 받으며 혼자 수술준비실로 들어갔다. 내가 궁상떨며 수없이 상상했던 바로 그 순간이었다.

준비실에 일등으로 도착해 수술실로 들어가기만을 기다리는 동안, 바쁘게 움직이며 돌아다니는 의사들을 바라보니 감회가 새로웠다. '나는 환자복 입고 누워 있고, 저들은 수술복 입고 일하느라 바쁘구나. 1년 전에는 나도 저렇게 보였을 텐데….'

드디어 외과 선생님이 와서 나를 수술실로 데리고 갔다. "잘 잤어요? 이제 한잠만 더 자면 수술이 끝나 있을 거예요."

수술실은 여름인데도 참 추웠다. 몸도 춥고 마음도 차갑게 만들어버리는 그런 곳이었다.

진심에서 우러나오는 미소를 보여준 사람

수술실 침대에 옮겨 누우니 마취과 선생님이 내 몸 이곳저곳에 모니터링 장치를 붙이고 기도삽관을 대비해 흔들리는 치아가 없는지 확인한 다음, 다시 바쁘게 모니터 화면을 주시했다. 나는 유방암 수술은 그나마 소변줄을 끼우지 않아서 다행이라고 애써 위안을 삼으며 주위를 둘러봤다. 수술실에서 분주히 움직이는 의사들 사이에 누워 천장을 바라보고 있는데, 모니터링 장치 때문에 크게 증폭된 내 심장소리가 들렸다. 쿵쿵 크게 울리던 심장소리가 점점 빨라졌다.

급기야 마취과 교수님이 별일 아니라는 듯 미소를 지었다. "수술 처음인가 봐요. 많이 긴장하는 것 같은데 얼른 마취해줄게요." 그러고는 산소마스크를 얼굴에 씌워주셨다.

돌이켜보면 병원에서 가장 고마운 사람은 나를 낫게 해주는 사람도 아니고, 격려의 말을 해주는 사람도 아니었다. 진심에서 우러나오는 미소를 보여준 사람이었다.

마취과 선생님의 미소와 따뜻한 말, 그리고 새하얀 마취 주사약이 들어가면서 조금씩 몽롱해졌다. 얼마 후 눈을 떠보니 거짓말처럼 수술이 끝나 회복실로 옮겨지고 있었다.

나를 마취에서 깨울 때도 선생님은 "환자분, 수술 끝났어요. 눈 크게 뜨고 숨 크게 쉬세요!" 하는 호통과 고함 대신 부드럽고 편안한 말투로 깊은 숙면에서 깨어난 것 같은 상쾌한 기분을 느끼게 해주셨다. 이만하면 수술도 할 만하다는 생각이 들 정도였다. 회복실에 누워 있으니 일단 너무 추웠다. 빨리 나가고 싶은 생각뿐이었다. 눈을 감고 있으면 마취에서 회복이 덜 됐다고 생각할까 봐 눈을 똥그랗게 뜨고 숨도 크게 크게 쉬면서 눈짓으로 얼른 내보내달라는 신호를 보냈다.

드디어 회복실을 벗어나 병실로 돌아왔다. 생각보다 아프지 않았다. 마취가스로 속이 불편한 증상도 없었다. 가슴을 보니 붕대가 감겨 있고, 옆으로는 수류탄 같이 생긴 헤모백(환부에 고일 수 있는 혈액 등이 나오도록 임시로 놓아두는 음압배액장치, 흔히 '피통'이라고도 부른다)이 삐죽 나와 있었다.

수술을 마치고 병실로 돌아온 시각은 오전 11시. 목이 마르고 배가 고팠다. 다행히 유방암 수술은 환자만 괜찮으면 수술 후 먹는 것에 제한이 없다. 물도 마시고 점심으로 죽도 한 그릇 다 비웠다. 화장실도 걸어서 다녀왔다. 진심으로 다행이라는 생각이 들었다. 먹고 싶을 때 먹고, 마시고 싶을 때 마시고, 볼일 보고 싶을 때 혼자 힘으로 볼일 볼 수 있다는 것이 참으로 소중하고 감사한 일이라는 걸 절실히 깨달은 순간이었다.

미덕과 배려를 배운 하루

수술을 마치고 병실에서 팔을 올린 채 누워 있는데 내과 주임 교수님이 찾아오셨다. 같이 기도해주시고 이런저런 말씀을 해주셨다. 내가 유방암에 걸려 병가를 낸 것을 아시고는 가끔 직접 연락을 주시곤 했는데, 어떻게 수술 날짜까지 기억하고 병실에 찾아와주신 건지 눈물이 날 정도로 감사했다. 진심으로 걱정하고 챙겨주는 마음이 느껴졌다. 선배 혹은 윗사람의 미덕이란 이런 것이구나.

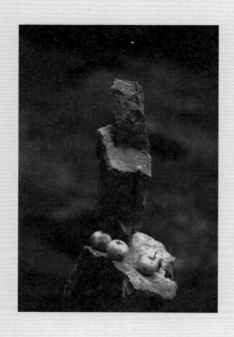

의무를 다하십시오. 그러나 그 결과는

당신에게 그 의무를 지운 분에게 맡기십시오.

　_ 탈무드

오후 내내 많은 사람들이 병실을 찾아왔다. 덕분에 혼자 우울한 생각에 빠질 틈이 없었다. 나중에는 힘들다는 생각이 들 정도로 많은 사람들이 찾아왔다. 그들과 웃고 떠드는 동안 시간은 빠르게 흘러갔다. 이날 찾아온 사람들은 전부 의사들이었는데, 그 누구도 수술이나 병과 관련된 이야기는 하지 않았다. 그저 살아가는 얘기를 하고, 객쩍은 농담을 하고, 어깨를 두드려줄 뿐이었다. 그들의 작은 배려가 너무 고마웠다.

저녁때가 되니 으슬으슬 춥고 열이 날 것만 같은 느낌이 들었다. "오늘 열나면 네가 심호흡 안 해서 그런 거니까 열심히 심호흡하고 기침해." 친구 의사의 말이 떠올라서 정말 열심히, 배가 당기도록 심호흡을 했다. 그랬더니 정말 나올 것 같지 않던 가래가 끓기 시작했다.

이튿날이 되니 언제 그랬냐는 듯 열감과 오한이 사라지고 내 몸이 뛰어난 회복력을 보여주기 시작했다. 병원에서는 수술하고 이틀만 지나면 퇴원해도 된다고 했지만, 집에 가면 높낮이가 자동으로 조절되는 침대도 없고 나 때문에 온 집에 에어컨을 켤 수도 없으니 이틀만 더 병원에 있다 가기로 했다. 나름 VIP라고 편의를 봐주긴 했지만, 아마 담당 전공의는 엄청 귀찮았을 것이다. 멀쩡하게 밥 먹고 돌아다니고 틈만 나면 친구들이랑 웃고 떠들며 노는 사람이 병원에 더 있겠다고 하니 말이다. 1년 차 전공의 때는 아무렇지도 않아 보이는데 퇴원을 좀 미뤄 달라는 환자들이 그렇게 얄미울 수 없었다. 그랬던 나

도 퇴원을 미루고 싶은 걸 보니 환자가 되면 별수 없다는 생각
이 들었다.

남들에게는 흉터, 나에게는 무늬

드디어 퇴원하는 날. 옆구리에 차고 있는 수류탄 같은 헤모백
은 수술 후에도 2주 정도 가지고 있어야 한단다. 헤모백을 가
지고 퇴원을 하라니! 환자복을 입고 있을 땐 환자복 앞주머니
에 넣으면 되는데, 집에 가선 어쩌나! 한참을 고민한 끝에, 환
자복 상의를 하나 몰래 훔쳐 나왔다. 복직하면 다시 반납하고
열심히 일하겠노라고 마음속으로 사죄를 하면서.
집에서는 환자복만 입고 있었다. 땀이 잘 안 나는 체질이어서
다행이라는 생각을 이때만큼 많이 한 적도 없다. 여름에 수술
을 한 데다가 헤모백을 뺄 때까지 2주나 샤워를 못 하는데 매
일매일 땀까지 많이 났다면 어땠을까? 지금 생각해봐도 여전
히 아찔하다. 외과 전공의가 샤워할 때 사용할 수 있는 방수필
름 이름을 가르쳐주며 사용해보라고 하긴 했지만, 이것저것 신
경 쓰며 샤워하느니 차라리 안 하는 게 낫겠다는 생각에 2주를
씻지 않고 참기로 했다. 대신 엄마가 매일 물수건으로 내 몸을
닦아주셨다.
수술하고 나서는 헤모백의 배액량을 날마다 체크했다. 처음에
는 하루 200cc 정도 나오더니 2주가 지나 뺄 때가 되니 20cc까

지 줄어들었다. 처음에는 피에 가까운 색깔이었는데, 3~4일 후부터는 헤모백에 고이는 것이 전부 림프액인지 색이 맑고 노르스름했다. 단백질이 몸에서 꾸준히 빠져나간다고 생각해서인지 별일 안 해도 피곤했다.

무사히 2주가 흘러 헤모백을 제거하게 됐다. 처치실에 누워 기다리는 동안 '아프지 않을까? 기분이 나쁘지는 않을까?' 걱정을 한참 했다. 그런데 외과 전공의 선생님이 오시더니 단번에 빼주셨다. 아프지도 않고 기분이 나쁘지도 않았다. 오히려 상쾌한 느낌이었다.

드디어 수술 후 처음으로 샤워를 하게 되었다. 수술 부위를 피해 온몸 구석구석 때도 밀었다. 그 상쾌함이란…. 수술받은 지 10년이 다 되어가는 지금까지도 그때만큼 상쾌한 기분은 느껴보지 못했다. 아마 앞으로도 그만한 상쾌함을 느끼기는 쉽지 않을 것 같다.

헤모백을 제거한 후에야 흉터를 자세히 들여다봤다. 젊은 여자라고 신경 써서 꿰매준 건지, 상처가 꽤 예뻤다. 나중에 수술 후 관리가 필요해서 외과 일반 외래를 여러 번 갔는데, 다들 한결같이 이렇게 예쁜 상처는 오랜만에 본다며 입을 모았다. 상처도 예쁘고 봐야지! 길쭉한 흉터지만, 그래도 개중에 예쁘다는 말을 들으니 기분이 좋았다. 역시 젊으니 상처 치유력도 좋구나. 남들에게는 흉터지만 나에게는 무늬라고 생각하고 많이 예뻐해주고 관심 가져줘야겠다고 다짐했다.

수현 | **유방암 수술과 수술 후**

수술, 완치로 통하는 길

암을 진단하고 나면 가장 중요한 것이
수술 가능성을 판단하는 것이다. 일부
암에서 수술 없이 항암치료, 혹은
방사선치료만으로 완치가 가능한
경우가 있기는 하지만, 유방암은
대개의 암처럼 수술할 수 있어야
완치를 기대할 수 있다.

유방암 수술에는 단순 절제술, 변형근치적 유방절제술, 유방보존술 등의 방법이 있다. 단순 절제술은 수술을 하면서 유방을 지지하는 가슴근육까지 제거하는 것으로, 비교적 오래된 수술법이며 수술 후유증이 심각한 편이다. 변형근치적 유방절제술은 유방과 겨드랑이 림프절을 모두 제거하는 점은 단순 절제술과 같지만, 가슴근육 일부는 보존한다는 면에서 환자에게 덜 침습적이다. 암 자체만을 생각하면 재발을 막는 것이 가장 중요하고 이를 위해 암 주위 조직을 충분히 제거하고 림프절도 많이 제거하는 것이 좋겠지만, 수술 후유증을 고려하고 유방암 환자들의 일반적인 기대 수명을 고려했을 때 무조건적인 광범위 절제가 절대적으로 옳은 선택지는 아니다.

그래서 최근에는 절제 범위가 좁은 유방보존술이 각광받고 있다. 이는 유방의 일부 조직과 겨드랑이 림프절만 제거하는 방법인데, 수술 후 남아 있을 가능성이 있는 암세포를 제거하기 위해 방사선치료를 추가하는 방식이 채택된다. 유방보존술은 수술 범위가 축소되기 때문에 수술 후 신체 기능이 정상으로 회복되는 데 걸리는 시간이 짧고 환자의 만족도도 높다.

절제 범위가 좁아서 재발률이 상대적으로 높을 것이라 생각되었지만, 유방절제술을 한 그룹과 유방보존술 후 방사선치료를 병행한 그룹을 비교해본 여러 연구 결과, 재발률이나 전체적인 생존율에 차이가 없다. 환자들은 아무래도 유방보존술을 선호하기 때문에 이를 시행하는 비율이 점점 늘어나는 추세다.

수술을 마치고 나오면 수류탄 크기의 헤모백이라는 배액관이 가슴팍에 꽂혀 있다. 유방암 수술을 하면서 림프절을 제거하면 혈액과 림프액이 조금씩 새게 되는데, 그 액체들을 헤모백을 이용해 밖으로 빼내는 것이다. 수술 후에도 한동안은 오래 흘러나오기 때문에, 퇴원할 때도 헤모백을 가지고 가야 한다. 배액되는 양을 집에서 체크해 오면 경과를 봐서 외래에서 제거하는데, 뽑고 나서도 림프액이 조금씩 새는 환자들이 있다. 그런 경우에는 가끔씩 주사기로 소량의 림프액을 빼줘야 한다. 림프액이 마르기까지 걸리는 시간은 환자마다 차이가 있어서 꽤 오랫동안 고생하는 환자들도 있다.

유방암 수술 후 15~20% 환자가 경험하는 림프부종

유방암 수술 중 겨드랑이 림프절을 제거한 후유증으로 림프액 순환에 문제가 생긴다. 유방암 수술 후 15~20%의 환자가 림프부종을 경험하며, 주로 팔이 붓고 이상 감각을 느끼는 것으로 나타난다. 무거운 물건이나 어깨에 거는 가방은 수술하지 않은 쪽으로 들어야 하고, 주사를 맞거나 채혈할 때도 건강한 쪽의 팔을 이용하는 게 좋다. 부종이 있으면 상처가 생겨도 잘 낫지 않으니 즉시 치료를 받아야 한다.

부종은 수술 직후, 방사선치료 직후에도 발생하지만, 치료 후 수개월이나 수년이 지나서 발생할 수도 있으니 적극적인 예방과 조치가 필요하다. 제때 치료하지 않으면 평생 딱딱하고 무거운 팔로 살게 된다.

수술 부위 통증, 생각보다 오래간다

수술할 때 피부를 절개한 라인은 흉터로 남는다. 절개한 부위의 통증은 수술 후에도 한동안 지속된다. 아주 심하면 2년 이상 통증이 남아 있는 경우도 있다. 이 통증은 피부를 절개할 때 피부에 있는 자잘한 신경가지들이 모두 같이 잘려나가기 때문에 생기는 것으로, 신경세포가 서서히 재생되면서 통증이 무뎌지고 견딜 만해진다. 일부 환자들은 등 쪽으로 전달되는 통증을 호소하기도 하는데, 이는 겨드랑이 림프절을 제거한 후 방사통이 발생할 수 있기 때문이다.

사실 절개 부위의 통증은 그리 심한 편이 아니어서, 참으려면 참아볼 수 있는 정도인 경우가 대부분이다. 하지만 환자들은 수술까지 다 받고 치료가 종결되었는데도 뭔가 예상치 못한 통증이 찾아오면 재발에 대한 걱정과 불안 때문에 병원에 오게 된다.

수술 원리상 당분간 통증이 간헐적으로 왔다 갔다 하게 될 것이며, 통증이 심하다면 일시적으로 진통제를 먹는 게 도움이 될 거라고 설명해주면 그제야 안심하고 진료실을 나간다. 환자들은 주로 "재발 때문에 아픈 게 아니란 말이죠?"라며 재차 묻고, 의사인 나는 분명하게 대답한다. "아닙니다. 걱정하지 마세요."

수술 후에도 관리를 소홀히 해서는 안 되는 이유

수술 후 재발 방지를 위해 항암치료를 하는 환자들은 수술 날짜로부터 3주를 전후해 항암치료를 시작하고, 3주 간격으로 여섯 번 혹은 여덟 번에 걸쳐 항암제를 투약하게 된다. 의사들은 이런 환자에 대해서는 일단 "몸에 병이 없다"고 생각하는 편이어서, 솔직히 진료에 큰 부담을 갖지는 않는다. 암세포가 몸에서 완전히 제거된 후인 데다가 환자들의 전신 상태도 양호하기 때문에, 웬만한 문제들은 환자의 몸이 스스로 알아서 해결한다. 좀 불편한 증상이 생겨도 시간이 지나면 좋아지는 경우가 대부분이다. 그래서 크게 신경 쓸 일은 많지 않은 편이다.

하지만 신경을 전혀 안 쓸 수는 없다. 혹시라도 생길지 모르는 신체의 변화를 알아차려야 하기 때문이다. 실제로 어떤 교수님은 그렇게 '멀쩡한' 환자들이 외래에 올 때마다 환자 상의를 다 걷어붙이고 상처에 이상이나 만져지는 림프절은 없는지 확인했다. 목 주위와 겨드랑이를 자세히 만져보고 유방 진찰을 세밀히 하느라 꽤 오랜 시간을 쓰셨다.

"이미 수술을 다 한 환자인데 신체검진을 왜 그렇게까지 열심히 하시는 건가요?"

교수님의 대답은 많은 생각의 여지를 남겨주었다.

"수술한 자리에서 재발하는 사례가 드물지 않은데, 이상 징후는 상처 표면에서 제일 먼저 나타나는 경우가 많기 때문이에요."

눈으로 보는 것과 만져보는 것은 느낌이 다르고, CT 필름을 보는 것과 육안으로 검진하는 것은 또 다르다는 말씀이었다. 매번 림프절을 만져보고 상처를 손으로 어루만지며 재발 여부를 점검하는 모습을 보면서, '아무리 건강해 보이는 환자라도 이들은 결국 암 환자였구나. 아직 함부로 마음을 놓으면 안 되는 환자였구나' 하고 다시 한 번 느끼게 되었다.

환자도 마찬가지다. 수술도 끝나고 항암치료도 마쳤으니 이제 치료의 모든 과정이 종결됐다고 생각해 자칫 관리를 소홀히 해서는 안 된다. 재발의 조기 징후들을 잘 포착할 수 있도록 자기 관리, 자가 검진을 꾸준히 해야 하고, 식생활도 균형 잡힌 영양 식단을 유지하도록 신경을 써야 한다. 수술 후 체중 증가는 재발의 위험을 높인다고 되어 있으니 운동을 열심히 해서 살이 찌지 않도록 조절하는 것도 중요하다. 또 유방 자가 검진을 통해 남은 유방에서 다시 만져지는 몽우리는 없는지, 피부에 이상 소견이 생기지는 않았는지, 이상하게 딱딱한 느낌으로 만져지는 건 없는지 잘 챙겨야 한다.

그래도 여하간 수술을 다 마치신 당신, 이제 치료의 절반은 무사히 통과하신 셈이니 충분히 스스로를 격려해도 좋겠다.

3주 동안 매일 병원을 오가며

수술 후 4주가 지나고 방사선치료가
시작되었다. 방사선치료는 시작 전에
조준을 하고 계획을 세우는 과정이
있는데, 수술한 쪽의 팔을 올리고
20분 정도 누워 있으면서 CT도 찍고
엑스레이도 찍고, 방사선치료가 될
부위에 문신처럼 그림을 그리게 된다.
수술한 이후부터 움직임에 장애가
생겨서 팔이 잘 올라가지 않았기 때문에
20분 동안 팔을 올린 채 가만히
누워 있는 게 쉬운 일이 아니었다.

나는 전이가 있었던 쇄골 쪽 림프절까지 방사선치료가 들어가야 해서 누운 자세에서 턱을 최대한 들어야 했다. 누워서 턱을 쭉 들고, 한쪽 팔을 올리고 있으니 참 우스운 자세라는 생각이 들었다. 그렇게 20분이 한 시간처럼 길게 느껴지던 치료 조준이 끝나고, 환자 확인을 위해 수술 부위와 내 얼굴 사진을 찍었다. 방사선치료를 하는 환자의 치료 부위와 얼굴을 사진으로 찍어놓는 이유는 예전에 환자가 뒤바뀌는 사건이 생긴 후부터 내려오는 관행이라 하니, 의사가 하는 진료와 치료 과정은 끊임없이 환자들로부터 피드백을 받으며 좋아지고 개선되는 것인가 싶었다. 의사로서 앞으로도 항상 환자들에게 감사하는 마음을 가져야겠다.

그때까지만 해도 아무에게도 보여주지 않았던 내 몸의 수술 부위에 여기저기 직선과 곡선들을 그어놓고 사진을 찍었다. 행여 누가 이 사진을 찾아서 보지는 않을까 하는 쓸데없는 걱정도 잠시. 그렇게 첫날이 지나가고 3일 후부터 치료가 시작되었다.

방사선치료 3주 후엔 방사선 피부염

월요일부터 금요일까지 매일 병원에 갔다. 집이 있는 분당에서 병원이 있는 신촌까지 매일 오가는 것은 상당히 힘들었다. 그렇지만 분당에서 오는 게 힘들다고 얘기할 처지가 못 된다는 사실을 치료 대기실에 앉아 같이 기다리던 환자들을 통해 알았다. 환자 상태가 아주 나쁘지 않으면 입원해서 방사선치료를 받는 경우는 거의 없기 때문에 인천, 의정부, 안양, 과천 등지에서 지하철이나 버스 같은 대중교통을 이용해서 오는 사람들이 대부분이었다.

암 환자로 치료를 받아보니 대중교통을 이용해 병원을 오가는 일은 생각보다 힘들었다. 특히 출퇴근 시간에 만원 지하철을 타게 되면 아주 곤혹스러웠다. 누가 기침을 하거나 코라도 풀면 나한테 옮을까 신경이 쓰였고, 좌석에 앉아 있는 내 앞에 백발이 성성한 할머니 할아버지가 나타나기라도 하면 마음이 너무 불편해졌다. 나도 지금 서서 가기는 힘든 환자인데, 정작 할머니 할아버지 눈에는 내가 매우 건강한 젊은이로 보일 테니 어르신이 앞에 서 있어도 일어날 줄 모르는 버릇없는 젊은이라고 생각할 것 같았다. 괜히 그것 때문에 주변 사람들 눈치를 살피곤 했다.

또 누가 내 머리가 가발이라는 걸 눈치채는 건 아닐까. 손잡이를 잡고 있는 내 손의 손톱이 항암제 때문에 찌글찌글해져 있는 걸 누가 보면 어쩌지…. 사소한 것들까지 괜히 신경이 쓰였다. 물론 이런저런 이유들이 대중교통을 이용하지 못할 정도로 심각한 것은 아니었다. 그렇지만 당시 20대였던 나는 이렇게 젊은 나이에 사람들한테 아픈 사람으로 보이고 싶지 않았고, 걱정 어린 관심을 받는 것도 부담스러웠다.

방사선치료를 받는 동안에는 매일 병원을 오가는 것 말고는 특별히 힘든 점은 없었다. 하지만 다른 사람들 얘기들 들어보니 항암치료보다 방사선치료가 더 힘들다는 사람들도 있었다. 처음 일주일은 몸이 무겁고 피곤하고 쉽게 지쳤는데, 다행히 시간이 지나면서 괜찮아졌다.

그렇지만 방사선치료가 3주를 넘어가니 본격적으로 방사선 피부염이 생기기 시작했다. 방사선 피부염이 생기지 않으면 치료가 제대로 되지 않는 거라는 주치의 선생님 말씀에 조금은 반갑기도 했지만, 한편으론 걱정스럽기도 했다. 피부에 그어진 선을 따라 생긴 방사선 피부염을 보면서, 치료 범위에 딱 맞춰서 생기는구나 싶어 새삼 신기했다. 나처럼 피부가 하얗고 잘 빨개지는 사람들이 방사선 피부염으로 많이 고생한다고 들었던 대로, 나는 남들보다 피부가 빨리 빨개지고 피부염도 빨리 진행되었다. 일주일에 한 번씩 방사선종양학과 외래에서 선생님을 만났는데, 마지막 외래 날에는 선생님이 소독솜을 잔뜩 챙겨주시면서 아마도 피부가 많이 벗겨질 것 같으니 집에서 소독을 잘하라고 당부하셨다.

예상했던 대로 화상을 입은 것처럼 물집이 생기고 껍질이 벗겨지기 시작했다. 아프진 않은데 부위가 넓다 보니 옷을 입고 벗을 때마다 자꾸 쓸려서 불편했고, 행여나 상처로 감염이라도 생기진 않을까 자꾸 걱정이 됐다. 그래서 옷을 입기 전에 멸균거즈를 잔뜩 대고 붕대로 감은 다음에 옷을 입어야 했다. 또 집에 있을 때는 통풍이 아주 잘되는 옷을 입고 있었다.

시간이 흘러 어느덧 피부염 부위에 꼬들꼬들한 딱지들이 앉기 시작했고, 그 딱지들이 떨어지자 어여쁜 분홍빛 새살들이 돋아나기 시작했다. 정말 반가운 새살들이었다.

림프부종이 생기기 전에 재활치료

주치의 선생님은 방사선치료 때문에 림프부종이 더 심해지거나 운동 범위가 더 제한되는 건 아니라고 하셨지만, 까마귀 날자 배 떨어지는 것처럼 방사선치료 이후에 림프부종이 생기기 시작하고 운동 범위가 조금씩 더 제한되는 걸 느꼈다. 수술 직후에도 붓지 않았던 팔이 방사선치료가 끝난 지 한 달쯤 지나면서부터 붓기 시작했다. 그리고 가슴근육이 자꾸 당기기 시작했다. 나름대로 요가도 다니고 스트레칭도 했지만, 내 몸은 수술과 방사선치료라는 자극에 민감하게 반응했다. 자꾸만 어깨가 움츠러들었고, 차 운전석에 앉아서 뒷자리에 있는 가방을 집어드는 것도 점점 힘들어졌다. 수술받은 쪽 팔이 점점 무거워지는 느낌이 지속되어 결국 재활의학과 외래를 가보기로 했다.
아무도 나에게 림프부종이 생기기 전에 미리 재활치료를 받으라고 말해주진 않았지만, 조기에 치료하면 치료가 더 쉽다는 말을 들은 적이 있어서 무작정 예약을 하고 찾아갔다. 외래에서 압박 스타킹을 처방받고 림프마사지 하는 법을 교육받았다. 진작 알았더라면 싶을 정도로 팔이 예전보다 편해지기 시작했다.

물리치료사 선생님 말로는 가슴근육에 위축이 많이 와 있기는 하지만 이 정도면 빨리 시작하는 편이라 금방 다시 돌아갈 수 있다고 했다. 다행스럽기도 하고 한편으로는 다른 환자들이 걱정되기도 했다.

유방암 진단을 받고 치료를 시작하면 누가 내 주치의 선생님인지, 만약 문제가 생기면 누구한테 찾아가야 하는 건지 의사인 나조차 애매했다. 항암치료는 종양내과에서, 수술은 외과에서, 방사선치료는 방사선종양학과에서 받았고, 탁소텔 때문에 눈물샘이 좁아지는 문제로 안과도 다녔고, 림프부종 재활치료를 위해 재활의학과도 다녔다. 항암치료 이후 다시 시작되지 않는 생리 때문에 한동안은 산부인과도 가야 하는 건 아닌가 걱정도 했다.

이 모든 걸 알고 나를 챙겨주는 주치의 선생님이 없어서 안타까웠다. 나야 의사니까 스스로 알아서 할 수 있는 부분이 많고 주위에 도움을 요청할 의사 동료나 선후배도 많았지만, 일반 환자들은 궁금하고 모르는 게 있으면 누구한테 물어보는지 마음이 쓰였다. 환자들이 자신의 병에 대해 더 많이 알려고 노력하는 수밖에 없는 걸까?

치료 효과를 극대화하기 위한 전략

수술이 잘돼도 원발 유방암 자체가
재발 가능성이 높은 조건을 가지고
있는 경우, 국소 재발의 가능성을
낮추기 위해 방사선치료를 시행한다.
유방 전 절제술을 했음에도 불구하고
재발률이 높을 것으로 예상되는 환자나
유방보존술을 한 모든 환자에서는
방사선치료를 병행하는 것이
표준치료로 자리 잡고 있다.
국소 재발률을 낮출 수 있기 때문이다.
반면 이 조건에 해당하지 않는
낮은 병기의 환자들은 방사선치료 없이
수술 후 항암치료나 항호르몬치료를
하는 것으로 치료 일정이 종결될 수
있다.

방사선치료가 시행되는 시간 5~10분

방사선치료는 방사선이 조사照射된 부위를 중심으로 하는 국소적 치료여서, 수술과 비슷하게 특정 부위만 치료하는 효과를 갖는다. 원발 병소가 있었던 유방과 림프절 전이가 있었던 부위를 포함해 25~33회에 걸쳐 매일 방사선치료를 한다. 날마다 병원에 와서 치료를 받지만, 실제로 방사선치료가 시행되는 시간 자체는 5~10분 정도로 매우 짧다. 단지 그 몇 분을 위해 환자들이 매일 병원에 와야 하는 번거로움이 있는 것이다. 환자들에겐 사회 복귀 훈련을 하는 거라 생각하고 운동 삼아 다니시라고 말씀드린다.

그렇지만 나도 내심으로는 이런저런 질문이 생긴다. 일주일에 한 번만 와서 치료받을 수 있게 한 번에 조사되는 방사선 용량을 올리면 안 될까? 그렇게 하면 병원에 자주 오지 않아도 되는 게 아닐까? 투여 간격과 횟수를 조정하면 환자에게 좀 더 편리한 치료 방법을 제공해줄 수 있지 않을까? 실제로 하루에 두 번 방사선치료를 나눠서 할 경우 총 방사선 용량도 줄이고 치료 기간도 줄이면서도 효과는 비슷하다는 연구도 있다.

그러나 우리나라는 방사선치료를 받을 수 있는 곳이 대도시의 큰 병원 몇 군데로 제한되어 있다. 결국 병원 앞에 살림살이를 할 수 있는 집을 얻지 않는 이상 하루에 2회씩 방사선치료를 받으러 병원을 다닐 수 있는 환자가 많지 않아 현실적으로 매우 어려운 일이다.

통상적으로 한 회당 투여하는 200~300Gy(방사선량의 단위로 '그레이'라고 읽는다)보다 고용량으로, 가령 일주일에 한 번 800Gy씩 투여해보는 식의 연구는 없었는지 궁금하다. 방사선이라는 무기도 그 속성은 같지만 어떤 방식으로 조사하고 얼마의 간격과 얼마의 세기로 투여할 것인가에 따라 치료 성적이 달라진다는 논문이 많은 걸 보면, 방사선 전문가가 아닌 나로서는 그저 가장 확실하게 효과가 입증된 표준적 방법으로 우리 환자들을 치료해주십사 하고 방사선종양학과 선생님께 믿고 맡기는 것이 최선이다. 물론 어려운 케이스는 치료 전에 외과, 내과, 영상의학과, 방사선종양학과 선생님들이 모두 한자리에 모여 효과적인 치료법을 찾느라 논의하는 시간이 있어서, 그런 기회를 활용해 상의하기도 한다.

피부 변화와 방사선 폐렴

방사선치료를 받으면 가장 먼저 나타나는 부작용이 피부 변화다. 화상을 입은 것처럼 피부가 벌게지고, 물집이 잡히거나 부으면서 염증이 생기기도 한다. 수술 부위의 상처가 다 나은 줄 알았는데 방사선치료를 하는 동안 상처가 덧나는 것처럼 진물이 다시 나기도 한다. 매일 치료하는 것이 원칙이지만, 피부 부작용이 심하면 2차 감염을 예방하기 위해 항생제를 복용하고 경우에 따라서는 치료 자체를 일정 기간 동안 쉬기도 한다.

당장은 아니지만 방사선치료를 받은 지 한 달 후부터 대개 수개월 내에 방사선 폐렴이라는 것도 생길 수 있다. 방사선이 조사되는 핵심 부위는 유방암을 제거한 쪽의 가슴과 겨드랑이 쪽의 림프절이지만, 방사선이 실제로 영향을 미치는 영역은 조사 부위보다 훨씬 더 광범위해서 가슴 안쪽에 있는 폐 조직도 방사선의 영향을 받는다. 바로 이런 이유로 방사선 폐렴이 유발되는 것이다.

따라서 환자들은 열이 나거나 가래가 끓는 건 아닌데 마른기침이 나고, 조금만 움직여도 숨이 차는 호흡기 증상이 발생하면 바로 병원에 와야 한다. 빨리 가슴 엑스레이를 찍어보고 청진을 해서 전형적인 세균성 폐렴과 감별하는 것이 필요하다. 방사선 폐렴은 일정 기간 스테로이드 약을 복용하면 대부분 호전되지만, 쉽게 회복되지 않고 고생하는 환자들도 더러 있다.

대부분의 환자들은 방사선치료를 크게 힘들어하지는 않는다. 항암치료보다 훨씬 수월하다고 말하는 경우가 많다. 그러나 일부 환자들은 방사선치료를 훨씬 힘들어한다. 환자마다 치료 독성이 다르게 나타나는 걸 미리 알 방도는 없으니, 치료를 받으면서 터득하는 수밖에 없겠다.

방사선치료도 일종의 항암치료인 만큼 몸에서는 아직 치료 과정이 진행 중인 셈이다. 쉽게 피로해지고, 소화기능도 완전히 정상화되지는 않는다. 약간의 메슥거림이 남아 있고, 아직은 머리카락도 새로 나지 않는다. 그럼에도 방사선치료를 받을 때 즈음이면 환자들이 전반적인 암 치료 과정에 대한 이해도가 높아지고 자기의 치료 과정도 끝나간다는 기대 때문인지, 자기 관리도 잘하고 치료를 잘 견디는 것 같다.

유방암 환자에서 수술 후 시행하는 방사선치료는 그야말로 치료 효과를 극대화하기 위한 전략의 일환이지만, 실제로 암 환자의 치료에 기여하는 방사선의 쓰임새는 매우 다양하다. 전이성 암 환자는 누구라도 뼈 전이의 가능성이 있는데, 척추처럼 체중이 실려 부담을 많이 받는 뼈에 전이가 되면 통증도 심할뿐더러 부하를 견디지 못하고 골절이 발생할 수도 있다. 그래서 국소적인 통증과 골절이 예상되는 뼈에 방사선치료를 하면 통증이 조절되고 골절 예방 효과도 있다.

오로지 방사선치료만 해서 치료되는 암들도 있기는 하지만, 대개는 방사선이 조사되는 부위에 국한해서 치료 효과가 나타나기 때문에 그것만으론 부족한 경우도 많다. 예를 들어 치료 목적이었던 병변은 크기도 줄고 증상을 유발했던 부위도 상태가 호전되지만 그동안 다른 쪽의 병이 나빠지는 것을 막을 수 없는 경우에는 항암치료를 병행하는 식이다.

방사선치료의 일종으로 사이버나이프, 토모테라피, 중성자치료 등도 암 치료에 도입되고 있다. 첨단의 고가 장비를 이용한 치료는 양면성을 가지고 있다. 신기술이 적용된 비싸고 좋은 기계를 사용하는 만큼 기존 치료보다 이득이 있는 것은 확실하겠지만, 비용 효과 면에서 약간의 이득을 얻기 위해 엄청난 비용을 쏟아야 하는 측면이 있는 것도 부정할 수 없다.

경희 | **신약 임상연구 참여**

치료의 끝이 보이는 지점에서

2009년 9월 30일. 2월부터 진행된 8개월 동안의 치료 대장정이 드디어 끝났다. 진단과 검사, 항암치료, 수술, 방사선치료로 이어진 기나긴 여정이었다. 처음 치료를 시작할 땐 치료가 끝나기만을 기대하면서 "그래, 이제 세 번만 더하면 항암치료는 끝이다", "이번이 진짜 마지막이야. 경희야, 조금만 힘내자" 하며 마음을 다독였는데, 막상 힘들었던 치료가 모두 끝나고 나니 이상하게도 마음이 마냥 홀가분하지만은 않았다. 살려고 아등바등 잡고 있었던 줄을 한순간에 놓아버린 것처럼 뭔가 심란하고 불안하기까지 했다.

8개월이라는 긴 시간을 환자로·지내다 다시 의사로 돌아가야 한다고 생각하니 밀려오는 부담과 걱정 또한 이만저만이 아니었다. 눈 깜빡하면 새로운 논문들이 쏟아져 나오는 시대에 1년이나 쉬었는데 다시 잘할 수 있을까, 다른 사람들이 나를 환자가 아닌 의사로 대해줄까 염려와 걱정이 밀물처럼 밀려왔다.

복직 외에도 오만 사소한 것들까지 다 걱정이었다. 치료받는 동안에는 치료를 잘 받아야 하니까 먹고 싶은 대로 먹고, 하고 싶은 대로 하는 것에 심리적 부담이 없었는데, 치료가 끝나니 오히려 먹는 것 하나에도 신경이 쓰였다. 온갖 매체들을 통해 쏟아져 나오는, 암 환자에게 좋다는 음식이며 생활습관에 관한 정보들에 귀가 솔깃해지기도 했다.

임상연구, 참여할까 말까

이런 와중에 나를 더 혼란스럽게 만든 건 다름 아닌 임상연구에 참여하는 문제였다. 학생 시절 남자 선배들이 군대 갔다 오니 아는 항암제가 없어졌다고 우스갯소리를 할 정도로, 항암제 연구는 매우 빠르게 발전하고 변화하는 분야다. 표준치료의 변화는 이런 임상연구 결과들을 바탕으로 이루어지는 것이며, 수많은 임상연구를 통해 치료 근거를 확립하고 환자들에게 도움이 되는 치료가 무엇인지 끊임없이 탐색하는 것이 종양학의 사명일 것이다.

방사선치료를 몇 번 남기고 임상연구에 대한 설명을 들었다. 이 연구는 유방암 수술 전 항암치료를 받은 환자들 중에서 수술로 제거한 종양 조직에 암세포가 남아 있는 환자들을 대상으로 했다. 나는 항암치료 효과가 좋아서 수술로 제거된 종양조직을 검사해봤더니 암세포가 대부분 괴사되었고, 수 밀리미터에 해당하는 작은 덩어리가 딱 '하나' 발견된 상태였다. 임상연구에 참여하는 환자 중 절반은 추가적인 항암제를 6개월간 복용하는 그룹으로, 나머지 절반은 항암제를 먹지 않는 그룹으로 나눈 다음, 시간이 지남에 따라 재발률이 얼마나 다른지, 항암제를 투여하는 것이 재발을 방지하는 데 효과적인지를 비교하는 3상 임상연구였다.

임상연구는 내가 원한다고 해서 항암제를 복용하거나 복용하지 않는 그룹으로 배정될 수 없다. 그야말로 무작위로 배정되는 것이 연구의 기본 원칙이기 때문이다. 임상연구의 취지에 동의하고 참여를 결정하면, 연구가 제시하는 기준을 따라야만 하는 것이다.

불안한 마음에 혹시 내가 항암제를 먹지 않는 그룹으로 배정되었더라도 중간에 마음이 바뀌어서 항암제 복용을 원하면 어떻게 되는지 물어봤다. 환자가 정 원하면 연구에서 나를 제외하고, 현실적인 세팅에서 환자가 원하는 것을 맞춰주게 된다는 대답을 들었다. 하지만 임상연구용으로 제안된 항암제의 효능 효과를 입증할 만한 자료가 없으니 굳이 추가 복용을 해야 하는

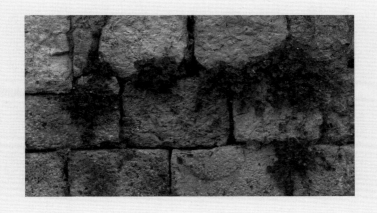

그대의 길과 그대 마음의 모든 슬픔을

하늘을 주관하시는 분의 온전히 신실하신 돌보심에 맡기라.

구름에 공기와 바람과 길과 궤도와 방향을 주시는 분이

그대의 발이 나아갈 길도 찾아주시리.

_ 바흐의 마태 수난곡, 44번 합창곡

지 알 수 없었다. 또 임상연구 중 환자의 탈락률이 높아지는 것은 해당 기관의 임상시험 수행 능력에 부정적인 영향을 줄 뿐만 아니라 처음부터 여러 조건을 다 따져서 환자를 배정해 연구의 객관성을 맞추어놓은 것이어서 임상시험의 결과에도 부정적인 영향을 미칠 수 있다고 했다.

의과학자이자 환자로서의 고민

임상연구에 대한 자세한 내용을 듣고 나니 대학 입시를 준비할 때보다 더 많은 고민을 하게 되었다. 레지던트를 하는 동안에는 시간이 없다는 핑계로 잘 찾아보지도 않았던 논문을 3일 내내 컴퓨터 앞에 앉아 눈이 빨개지도록 찾아보고 읽었다. 의사 선배와 동료들의 의견도 물어보았다. 고민 끝에 얻은 결론은 아직 어떤 선택이 더 좋은 것인지 의학적으로 밝혀진 바가 없기 때문에 임상연구가 진행되는 것이며, 결국 선택은 스스로 해야 한다는 것이었다.

임상연구를 하겠다고 하면 50%의 확률로 약을 먹을 수도 있고 안 먹을 수도 있다. 만약 약을 먹는 쪽에 속해도 그 항암제가 나한테 효과가 있을 수도 있고 없을 수도 있다. 물론 약효는 없이 독성에 의한 부작용만 겪을 수도 있다.

'아직 효과도 입증되지 않은 약을 뭐 하러 먹어?'라는 생각이 들었다가, '그래도 효과가 있을 거라고 예상되니까 임상연구를 하는 건데, 50%의 확률에 기대느니 임상연구에 참여하지 말고 차라리 본인 부담으로 이 항암제를 먹는 게 낫지 않을까?'라는 생각으로 바뀌기를 반복했다. 마음이 하루에도 수십 번씩 왔다 갔다 했다. 객관적인 데이터를 믿는 과학자로서 의사의 마음과 뭐라도 도움이 되는 쪽에 매달리고 싶은 환자의 마음이 갈등하는 시간들이었다.

3일 동안 치열한 고민 끝에, 임상연구에 참여하는 쪽을 선택했다. 효과가 아직 입증되지 않아 스스로 선택해야 하는 문제라면 나는 임상연구의 50% 확률에 따르기로 했다. 일단 임상연구의 대상이 된 다음에 약을 먹게 되든 먹지 않게 되든, 그건 하늘의 뜻이라 생각하기로 했다.

결과적으로 나는 약을 먹지 않는 그룹으로 배정되었다. 그 소식을 주치의 선생님으로부터 전해 듣는 순간, 양가감정이 교차했다. 약간의 불안감 반, 그리고 이제 정말 치료가 끝이라는 홀가분함 반. 내 운명은 어떻게 될까? 문득 올려다본 10월의 가을 하늘은 눈부시도록 푸르렀다.

07

수현 | 암 환자에게 임상연구의 의미

환자에게 실질적 도움과
혜택 주는 임상연구

암 수술과 항암치료, 방사선치료까지
모두 마친 경희에게 전화가 왔다.
이제 치료가 끝난 줄 알았는데, 특정
항암제를 추가 복용하는 것이 재발
방지에 도움이 되는지 평가하기
위한 임상연구가 있다는 설명을
교수님에게 들었다는 것이다.
그 임상연구에 참여하는 게 좋을지,
또 임상연구에서 제시하는 약제가
과연 재발 방지에 도움이 된다고
생각하는지 내 의견을 물었다.

경희도 내과의사인 데다가 담당 교수님으로부터 이미 설명을 다 들었을 텐데, 그 교수님보다 경험도 짧고 실력도 없는 나에게 굳이 전화를 해서 묻는 것은 아마도 다급한 마음, 누구에게든 도움의 손길을 요청하고 싶은 환자의 마음이 더 컸기 때문일 것이다. 자기도 전공의로 일하면서 각종 임상연구에 참여하는 환자에게 직접 설명도 해봤고, 암 환자를 대상으로 하는 임상연구의 의미가 무엇인지 잘 알고 있을 텐데….

표준치료보다 더 좋은 효과가 있을 거라고 기대될 때 3상 임상연구를 시도할 수 있다. 즉, 전 임상시험과 1상, 2상 임상연구로 이어지는 신약 개발 과정을 다 거친 다음에, 기존의 치료보다 더 좋은 결과를 기대해볼 수 있을 것이라는 상당히 강한 믿음과 희망이 있을 때 3상 임상연구에 도전하는 것이다. 또 개발이 완료되어 이미 쓰이고 있는 약제를 새로운 방식으로 조합해 사용할 때의 효과를 알아보기 위한 연구도 있다.

3상 임상연구는 환자들을 표준치료군 대 표준치료보다 더 나을 것으로 기대하는 실험군 두 그룹으로 나누어 양쪽을 비교하는 방식으로 진행된다. 현재의 표준치료가 만약 '경과 관찰observation'이라면 경과 관찰을 하는 그룹은 대조군control arm이 되고, 추가적인 효과가 있을 것으로 기대되는 약제를 투여하는 그룹이 실험군experimental arm이 된다.

임상연구 참여에 동의한 환자들은 임의로randomization 어느 한 군에 배정된다. 환자가 원한다고 해서 특정한 군에 배정되는 것은 아니며, 의사가 '알아서' 환자들을 나누어 배정하는 것도 아니다. 통계적으로 의미 있는 결과를 얻기 위해서는 '임의'라는 조건이 반드시 필요하기 때문이다.

나에게 다시 한 번 임상연구에 대해 설명을 들은 경희는 막상 치료가 끝났다고는 하지만 경과 관찰만 하는 것이 영 불안하고, 추가 투약이나 뭐라도 조치를 해야 그나마 안심이 될 것 같다는 고민을 털어놓았다. 일단 임상시험에 참여한다고 해놓고 정작 대조군으로 배정되어 경과 관찰만 하게 되면 그때 동의를 철회하고 시험약을 임의로 처방해서 복용해볼까 하는 생각을 교수님에게 비쳤다가 "연구를 망친다. 그럴 거면 하지 마라"고 혼났다며 머쓱해했다.

임상시험이란?

동물에게 약물을 투여해 독성과 안전성을 시험하는 전(前) 임상시험 단계를 거친 새로운 약물, 시술 방법, 의료기기 등을 인체에 직접 적용해 안전성과 유효성을 확인하는 시험으로, 대개 약물시험이 주를 이룬다. 크게 3단계로 구분되며, 시험약 등을 최초로 사람에게 적용하는 1상(相)에서는 약물의 흡수, 분포, 대사, 배설 과정을 살펴본다. 2상에서는 적정한 약물 용량과 안전성을 검토하며, 3상에서 최적의 용량을 확정하면 시판이 가능하다. _ 네이버 지식백과

경과 관찰에 대한 이해와 오해 사이

사실 경희는 이미 치료 과정을 다 마쳤고, 치료 종료 후 검사에서도 병이 없는 상태였으므로 그녀의 고민은 크게 부담되는 고민이 아니었다. 당시 경희에게 경과 관찰은 최선의 치료로 입증된 표준치료였기 때문이다.

그러나 수술을 하지 못한 4기 암 환자들, 그러니까 암이 다 치료되지 않아 몸속에 암세포가 남아 있는 환자에게도 의사들은 경과 관찰을 권유할 때가 있다.

예를 들면 여러 차례 항암치료를 하면서 웬만한 항암제는 다 써봤기 때문에 다른 항암제를 선택하기 어려운 상황이고, 또 효과가 별로 기대되지 않는 항암제를 쓸 경우 그 독성으로 인한 폐해를 더 크게 입을 것 같다고 생각될 때는 차라리 당장 치료를 하기보다는 휴지기를 갖는 것이 나을 수 있다.

담당 의사가 "이제 추가적으로 항암치료를 계속하는 것보다 경과 관찰을 하는 게 낫겠다"는 말을 하면 환자들은 이를 이해하기 어렵다. "엄연히 몸에 암세포가 남아 있는데 경과 관찰만 하면 100% 병이 재발하거나 악화될 것이 뻔하다. 무슨 치료라도 시도해봐야 하지 않겠는가! 지금 컨디션도 괜찮고 아직 나이도 젊은데 병을 방치하란 말이냐! 완치도 안 된다는데, 더 이상 약이 없다면 예전에 썼던 항암제라도 다시 쓰게 해달라!"며 안타깝게 외치는 환자들이 적지 않다. 그럴 때면 나는 마음속으로 환자를 위한 짤막 강의를 준비한다.

암 치료의 원칙에 대해 비교적 알기 쉽게 체계적으로 설명해주고, 우리가 치료를 통해 얻고자 하는 효과가 무엇인지, 재발과 악화는 어떤 과정을 통해 진행되는지, CT에서 보이지 않는다고 해서 병이 완치되었다고 말하기 어려운 이유가 무엇인지, 수명 연장과 삶의 질은 어떻게 유지될 수 있는지, 항암치료가 꼭 도움이 되는 상황은 어떤 경우인지 등에 대해 환자가 이해할 수 있는 용어, 정서적으로 받아들일 수 있는 용어로 설명해줄 필요가 있다. 이를 환자의 눈높이에 맞춰 설명하기는 사실 매우 어려우며, 성의를 가지고 많은 시간을 투자해야 가능한 일이다.

내 설명에도 불구하고 환자가 자신의 상태를 잘 이해하지 못하면, 환자들은 이제 치료를 못하게 되었다면서 근거 없이 절망하고 삶을 포기하며, 그동안 치료를 담당한 의사마저 원망한다. "이렇게 될 거면 아예 처음부터 치료를 해주지 말지. 항상 희망을 놓지 말라고 말해놓고는, 이제 와서 할 치료가 없으니 경과 관찰을 하자는 게 말이 되는 소리야!"라면서 말이다.

만약 내 설명이 성공적이면, 환자들은 비교적 차분한 얼굴로 '경과 관찰'이라는 의사의 치료 계획을 받아들인다. 그리고 경과 관찰이 치료의 한 선택지가 될 수 있는 임상연구가 있다면, 이러한 상황을 충분히 이해하고 임상연구의 경과 관찰군이나 약제 투여군 중 어느 쪽에 속하더라도 임상시험에 참여하겠다는 뜻을 밝힌다. 우리가 이미 잘 알고 있는 약이든 잘 모르는 신약이든, 기존 시험을 통해 약제의 효능과 독성이 어느 정도 알려져 있다 하더라도, 실제 대규모 임상연구에서 궁극적으로 환자 개인에게 어떤 효과가 초래될지는 알 수 없다. 당연히 효과가 있을 거라는 믿음을 갖고 추가적인 약제를 투여하지만, 우리의 시도가 얼마나 도움이 될지 알 수 없으며 오히려 해가 될지도 알 수 없는 일이다. 환자는 이 모든 것을 이해한 후 임상연구에 동의해야 한다.

임상연구와 의사들의 윤리의식

종양학은 임상연구가 매우 활발하게 이루어지는 학문이다. 다국적 제약회사가 주도하는 세계적 규모의 임상연구─이들이 연구에 참여하는 환자에게 해주는 지원은 실로 놀라울 따름이다─부터, 제약회사에서는 최소한의 약제만 지원받고 몇몇 병원의 연구자들이 연계해 주도하는 다기관 임상연구, 외부로부터의 어떤 지원도 없이 개별 병원 내의 개인 연구자가 주도하는 작은 규모의 임상연구 등 다양한 규모와 형태의 연구들이 진행되고 있다.
"가능하다면 모든 암 환자들은 임상연구를 통해 치료받는 것이 바람직하다"는 말도 있고, "임상연구에 참여해서 치료받는 암 환자의 비율이 높을수록 그 병원은 좋은 병원"이라고 말하기도 한다. 임상연구는 암 환자를 위한 최고의 치료법을 찾기 위해 반드시 필요한 과정이다. 다양한 암 환자들을 동일한 특징을 갖는 집단으로 분류해 표준화된 진료 지침에 따라 치료하고, 치료 과정과 결과를 데이터로 정리해 통계적으로 분석하는 과정이며, 이를 보다 용이하고 체계적으로 진행될 수 있도록 만들어준다.

비슷한 환자군에서 어떤 치료나 약제가 가장 도움이 될 것인지 결정하는 일은 개별 임상의사의 선호도나 치료 경향 등 의사의 개인적인 성향을 넘어 객관적인 근거에 입각해 이루어져야 한다. 환자에 대한 최선의 진료, 최고의 설명, 최대한의 성의만으로는 치료 성적을 향상시킬 수 없다. 표준화되고 객관적인 치료 과정, 이를 통한 데이터 정리, 결과 분석, 반복적인 검증 등 여러 노력을 통해 다른 환자의 진료에 유용하게 활용될 수 있는 자료를 만들어야 한다. 그렇기 때문에 종양학 의사들은 어려운 점이 많음에도 불구하고 임상연구를 기획하고, 단일기관에서 힘들면 번거롭더라도 타 기관과 연계해 다기관 임상연구를 수행하려고 애쓴다.

이러한 종양학 의사들의 진료 행태를 못마땅하게 생각하는 사람들도 있다. 이미 진단이 다 되었고 표준치료법이 있는데, 임상연구를 하겠다며 이것저것 절차가 복잡한 검사를 반복하는 것이나 임상연구 참여 조건과 등록 기준을 맞추느라 한시가 급한 환자의 치료 시작을 1~2주 연기하는 것을 비판하곤 한다. 뭐가 뭔지 모르는 환자를 임상연구에 참여할 수밖에 없도록 만들어놓고 연구를 진행하는 것은 결국 자기 논문 데이터를 확보하려는 목적 아니냐며 적나라하게 비난하는 사람도 있다.

그래서 난 임상연구 프로토콜을 볼 때마다 늘 고민한다. 이 연구는 과연 어떤 의미가 있는가? 진정 환자에게 도움이 되는가? 윤리적으로 문제는 없는가? 학문의 발전이라는 미명 하에 환자가 피해를 감수해야 하는 부분은 없는가? 환자와 대면하는 매 순간 내 양심에 거리낌 없는 진료와 임상연구를 수행하기 위해서는 많은 고민이 필요하다.

윤리적으로 문제가 있다면 이를 어떻게 해결할 것인가? 과연 우리는 비윤리적인 연구나 이를 담당하는 의사를 통제하고 조절하는 메커니즘을 갖고 있는가?

물론 이런 문제점을 해결하기 위한 장치들이 있다. 우선 식약청의 임상시험 규정이 있고, 기관마다 임상시험심의위원회(IRB)를 만들고 사전 승인을 받도록 하는 절차도 있다. 이러한 제도적 장치가 완벽하지는 않더라도 환자의 안전을 지키는 최후의 보루가 되어줄 것이라고 믿는다.

대다수의 임상연구는 환자들에게 실질적인 도움과 혜택을 주는 편이다. 임상연구에 참여하는 환자들은 더욱 체계적이고 집중적인 모니터링을 통해 관리받기 때문에, 새로운 약이나 치료 방법의 효과 여부를 떠나 여러 면에서 환자에게 도움이 된다. 따라서 잘 구성된 임상연구에 참여할 기회가 있다면 연구에 참여해보는 것도 나쁘지 않다. 임상연구 프로그램에 따라 항암치료가 진행되는 환자 한 명 한 명의 자료들은 결국 더 좋은 치료 방법을 찾는 데 매우 중요한 토대가 된다. 의사들은 임상시험에 참여한 환자들이 자신의 몸을 통해 다른 환자들의 치료에 도움을 주는 고마운 존재라는 사실을 너무나 잘 안다. 의사들이 임상연구를 할 때 경건한 마음을 갖는 이유이기도 하다.

임상연구 CREATE-X

경희가 참여했던 임상연구는 한국과 일본의 연구자들이 중심이 되어 CREATE-X라는 이름으로 진행한 3상 임상연구였다. 2007년부터 2012년까지 910명의 환자를 등록했으며, 연구 결과는 2017년 〈New England Journal of Medicine〉에 게재된 바 있다.

CREATE-X는 유방암을 진단받은 환자 중 HER2가 음성이면서 수술 전 항암치료를 하고 수술 후 조직에서 병리학적 완전 관해가 오지 않은 환자를 대상으로 카페시타빈capecitabine이라는 항암제를 6개월간 복용하는 치료를 더했을 때 유방암 재발률 감소나 전체 생존율 향상에 도움이 되는지 보기 위해 시행된 임상연구였다.

흔히 표준치료 과정에 속하는 방사선치료나 항호르몬치료만 받은 환자와 비교했을 때 추가적으로 카페시타빈을 6개월간 복용한 환자에서 5년째 유방암이 재발하지 않은 환자의 비율은 74.1%로, 대조군의 67.6%보다 우수한 성적을 기록했다. 이는 통계적으로 재발률을 30% 감소시킨 것을 의미하며, 특히 경희와 같은 삼중 음성 유방암 타입에서는 69.8% 대 56.1%로 그 차이가 명백하게 나타났다. 5년째 생존율에서도 78.8% 대 70.3%로 통계적으로 유의한 차이를 보였으며, 사망률을 48% 감소시킬 수 있는 것으로 보고되었다.

이 결과에 따라 현재 미국과 유럽의 유방암 치료 가이드라인에서는 병리학적 완전 관해가 오지 않은 HER2 음성 유방암 환자에서 카페시타빈 6개월 복용을 권고하고 있다. 삼중 음성 유방암은 재발 위험이 높으니 가능하면 권고안에 따라 치료하는 것이 적절할 것이다(그러나 안타깝게도 아직 우리나라에서는 이 요법이 보험 급여로 인정되지는 않고 있다).

경희는 이 연구의 표준치료군으로 배정되어 카페시타빈을 복용하지 않았지만, 유방암을 진단받은 지 10년이 지난 지금까지 재발 없이 건강하게 잘 지내고 있다.

환자로서, 그리고 의사로서 마주한 상황들

당시 난 유방암을 이겨낸 젊은
의사라는 타이틀을 달고 있었지만
환자라고 하기에도, 또 의사라고
하기에도 부족한 면이 많았다.
환자라고 하기에는 죽을 고비를 몇
번씩 넘길 만큼 고생스럽지도 않았고,
생사의 기로에 서서 응급실로
실려온 적 한 번 없었으며,
항암치료도 전부 외래에서 받았다.
의사라고 내세우기는 더더욱
쑥스러운 시절이었다. 인턴 1년,
내과 레지던트 1년, 이렇게 2년이
내 의사 생활의 전부였으니까.
그럼에도 의사 세계에 막 발을 담근
풋내기 의사이자 어쩌면 환자에 더
가까운 의사로서 겪었던 나의 유방암
치료 과정을 돌아본다.

암 진단 후 전이 여부 등 추가적인 정보를 확인하기 위한 검사를 받으러 처음으로 입원했을 때, "본인이 내과의사니까 잘 아시겠지만"이라는 말을 수도 없이 들었다. 그렇지만 그때까지 내가 의사 생활을 하면서 본 유방암 환자라곤 채 10명도 되지 않았고, 내가 그 환자들에게 '직접' 해준 건 교수님이 지시한 항암제를 용량에 맞춰 정확히 처방하는 것뿐이었다. 이미 외래에서 교수님과 치료 방향에 대해 모든 걸 상의하고 결정한 다음 입원하는 암 환자들에게 전공의라는 존재는 그리 믿음직스러운 의사는 아닌 듯했다. 그래서인지 암 환자들은 전공의인 나에게 많은 걸 물어보거나 기대하지도 않았다. 1년 차 생활이란 게 주어진 업무를 펑크 내지 않고 처리하기만도 바쁘기 마련이어서, 특별히 시간을 내서 유방암에 대해 공부할 생각도 하지 못했다.

진짜로 궁금하고 알고 싶은 것들

그러니까 유방암의 진단, 치료 방향, 항암제 등에 대한 내 지식은 환자와 별반 다를 게 없는 수준이었던 거다. 그랬기 때문에 내 정확한 병기도 3년 차 선생님이 가져다준 종이를 보고서야 제대로 알았고, 호르몬 수용체 결과가 나왔을 때도 그게 좋은 건지 나쁜 건지조차 몰랐다. 삼중 음성 유방암이라는 말도 그때 처음 들었다. 그저 수용체가 없으니 '호르몬치료는 안 하겠구나' 하는 생각을 했을 뿐이었다. 그만큼 난 의사이면서도 내 병에 무지했다.

내가 의사니까 어련히 알 거라고 생각해서인지, 내 병기의 임상적 의미를 그 누구도 정확히 알려주지 않았고, 삼중 음성 유방암에 대해서도 자세히 설명해주지 않았다. 지금 생각해보면 어쩌면 그때는 차라리 모르는 게 낫다는 생각도 들지만, 환자였을 당시에는 나를 의사로만 대하는 사람들에게 참 섭섭했다. 전문 과목이 점점 세분화되면서 전공이 아니면 의사도 모르는 질병들이 많아진다. 또 학문의 발전 속도가 빨라지면서 지금은 최신 지식이라 할 수 있는 내용이 1년만 지나면 옛날이야기가 되어버리기도 한다.

병에 대한 것, 그러니까 내가 교과서를 찾아보면 알 수 있는 정보들만 궁금했던 건 아니다. 차라리 교과서에 나와 있는 내용은 스스로 찾아보며 궁금증을 해결할 수 있었다. 하지만 더 소소한 것들, 교과서에는 잘 나오지 않고 실제 투병 경험이 있는 환자나 오랜 임상 경험을 가진 의사가 아니면 알기 어려운 것들도 많았다. 예를 들면 항암치료를 시작하면 머리카락은 언제부터 빠지는지, 빠졌던 머리카락은 언제부터 다시 자라는지, 유방 전 절제 수술을 하면 나중에 재건수술을 해야 할 텐데 그때 유두는 어떻게 하는 건지, 생리는 언제쯤 다시 시작하는지, 재활치료는 언제 어떤 상황에서 시작하는 게 좋은지 등등 이런 사소하면서도 일상적인 것들이 참 궁금했다.

보통의 환자들은 소소하면서 아주 중요한 이런 정보들을 주치의보다는 주변의 다른 환자들로부터 더 많이 얻는다. 나 또한 그런 선배 환자가 너무 절실했다. 그렇지만 20대의 젊은 암 환자나 미혼의 암 환자를 위한 자조 모임은 없는 것 같았다. 그런 모임에 대한 아쉬움과 절실함이 참 컸다.

치료 중에는 종양내과 이외에 다른 과 진료도 많이 받았다. 외과, 안과, 방사선종양학과, 재활의학과 등등. 나를 진료하신 선생님들 중에는 "내과의사도 나한테 이런 걸 다 물어보네" 하시며 나를 대단한(?) 의사로 취급하는 선생님이 있는가 하면, 보통의 다른 환자에게 하듯 차근차근 종이에 그림까지 그려가며 설명해주는 선생님도 있었다.

공부, 외면, 덮어두기

난 나를 의사가 아닌 환자로 대해주는 의사들이 좋았다. 그 순간 나는 의사이기 이전에 환자였으니까. 나를 환자이기 이전에 동료 의사로 대해주는 의사에게는 힘든 상황을 말하는 것이 부담스러웠다. 좀 불편한 것이 있어도 이야기를 꺼내기가 공연히 꺼려지곤 했다. "에이, 내과 선생님이시면서 그런 걸 저한테 물어보세요" 하는 타박 아닌 타박을 들을까 지레 움츠러들었다. 그렇지만 지식으로 알고 있는 것과 평생 환자를 진료하면서 축적된 경험과 노하우는 천양지차다. 아무리 '내과의사'라고 해도 그 분야 전문가를 절대 따라갈 순 없다.

아무도 나에게 자세한 설명을 해주지 않아서 결국 스스로 논문을 찾아 읽기 시작했다. 교과서에 나오는 내용만으론 해결되지 않는 궁금증이 너무 많았다. 논문의 내용을 이해할 만큼의 의학적 지식은 갖고 있었으니, 같은 상황에 처한 보통의 환자들보다 그나마 나은 처지라고 생각했다.

하지만 그 지식이 오히려 나를 힘들게 했다. 논문을 읽다 보니 내 상태는 예상했던 것보다 더 나빴다. 논문은 나와 같은 삼중음성 유방암은 다른 유방암 환자들에 비해 예후가 좋지 않으며 재발률과 전이율이 높다고 설명하고 있었다. 문장 한 줄 한 줄이 비수가 되어 가슴에 꽂혔다. 연인과 이별을 얘기할 때처럼 가슴 한구석이 아리고 아팠다. 차라리 다른 환자들처럼 병에 대해 잘 모르는 상태라면 그저 막연한 희망이라도 가질 수 있었을 텐데, 나한테는 그것도 힘들었다. 다 괜찮아질 거라고, 이번 치료 과정만 잘 끝나면 다 괜찮아질 거라고 생각하고 싶었지만, 도저히 그럴 수가 없었다. 어쩌다 논문을 찾아보는 날에는 하루 종일 헤어나올 수 없는 눈물바다에 빠지곤 했다.

그래서 그다음 선택한 방법이 외면이었다. 언제부턴가 내 몸, 그리고 내 병에 대해 무관심해지기 시작했다. 알아서 괴롭고 힘들다면, 아예 모르는 척 해버리기로 마음먹은 것이다. 더 이상 논문을 읽지 않은 것은 물론이고, 온갖 건강 정보도 보지 않았다. 신문과 텔레비전에 '암'이라는 얘기만 나와도 외면해버렸다. 그러니 마음은 편했다. 아프다는 걸 잊고 사니 삶도 참 편해졌다. 지금까지 살아오면서 내가 가장 즐겨 사용했던 방어기제는 '덮어두기'였다. 겉으로 드러나지 않도록 꼭꼭 덮어두고 누구에게도 내색하지 않은 채 잘 지내는 척, 잘 사는 척, 아무 문제도 없는 척하는 것. 시간이 흐르고 내 병에 대해 더 이해하게 되면서 나에게 닥친 일을 받아들이는 것도 조금은 수월해졌다. 막상 치료를 끝낸 후에는 오히려 아무렇지도 않게 유방암 관련 논문을 찾아볼 수 있었다. 하지만 그 순간에도 내가 의사로서든 환자로서든, 스스로 내 병을 잘 받아들이고 있는지 자신은 없었다.

환자의 시각에서 본 병원 풍경

<u>외래 대기실</u> 하얀 가운을 입고 의사로 돌아다니는 병원과 하얀 환자복을 입고 환자로 돌아다니는 병원은 너무나 달랐다. 같은 병원인데 어쩜 그렇게 다르게 느껴지던지…. 하얀 가운을 걸치고 별다른 관심 없이 외래 대기실을 지나쳐 걸으며 '난 여기에 앉아 있을 일은 없겠지'라고 막연히 생각했던 내가 그 대기실 의자에 앉아서, 지나가는 하얀 가운 입은 의사들을 바라봤다. 무표정하고 웃음기라고는 찾아볼 수 없는, 다가가서 말 한마디 붙이기 힘들 정도로 피곤에 찌든 의사들을 바라보며 깨달았다. 아, 내가 저렇게 보였겠구나.

<u>외래</u> 여러 과의 외래와 여러 치료실과 검사실을 거치면서, 나는 병원에서 의사만큼 불친절한 사람도 없다는 걸 절실히 깨달았다. 특히나 전공의들은 더더욱 그랬다.

사실 난 이전에도 우리 병원이 그다지 친절한 병원은 못 된다고 생각했다. 일단은 내가 그다지 친절하지 않은 의사였기도 하고, 환자 치료만 잘하면 되지 친절 따위는 사치라고 생각했기 때문이다. 친절하게 대해주는 것보다 정확한 지식으로 무장해 최선의 방법으로 치료하는 것이 훨씬 더 중요하다고 생각했다. 또 너무 바쁘고 힘든 병원 생활에 찌들어, 일상에서 환자에게 진심 어린 미소를 지어주는 건 참 힘든 일이라고 생각했다. 환자가 되어 만난 의사들은 평소 내 모습 그대로였다. 불친절하고 무뚝뚝하고.

그런데 내가 만난 수많은 간호사와 치료사와 검사실 직원들은 달랐다. 젊은 나이에 몹쓸 병에 걸린 내가 안타까워서였을 수 있겠지만, 그들은 매우 친절했고 심지어 다정다감하기까지 했다. 어쩌면 의사, 특히 전공의들보다 몸과 마음이 덜 바쁘기 때문일 수도 있다. 하지만 내가 환자가 되어보니 깨달았다. 환자는 지식이나 정확한 치료 외에도 병원에서 원하는 것이 많다는 사실을. 특히 따뜻한 말 한마디, 그게 정말 아쉬웠다.

검사 지상주의 의사들은 쉽게 처방을 내리는 CT, MRI, PET-CT 등등의 모든 검사들, 그 검사들이 환자에게는 '쉬운 검사'가 아니었다. CT 촬영을 위해 혈관에 주사하는 조영제는 정말 기분 나쁘게 온몸을 후끈거리게 만들고, 입 주변에서는 금속 맛이 느껴진다. MRI를 찍기 위해 30분 동안 누워서 지시를 따르는 것도 결코 쉬운 일은 아니다. 다이내믹하게 변하면서 쿵쿵

거리는 소리에 깜짝깜짝 놀라기 일쑤다. 더군다나 금식이 필요한 검사 때문에 종일 굶었다가 오후에 검사를 마치고 나면 20대 후반인 나도 다리가 후들거릴 지경이었다.

검사를 받기 위해 누워 있으면서 참 많이 반성했다. 자꾸 기침하는 폐암 환자에게 폐암이 있다는 이유만으로 청진기로 호흡음을 들어보지도 않고 흉부 CT를 처방한 적은 없었는지, 자꾸 배가 더부룩하다는 환자에게 장음도 들어보지 않고 엑스레이부터 찍으라고 한 적은 없었는지, 머리가 어지럽다는 환자에게 신경학적 검사도 하지 않고 뇌 MRI만 지시한 적은 없었는지 말이다.

분명 그랬을 것이다. 아마도 여러 번 그랬을 것이다. 환자에게 더 자세히 물어보지 않고, 더 많은 시간을 들여 환자를 자세히 진찰하지도 않고, 그저 반복해서 검사 처방만 냈을 것이다.

내과 전공의라면 환자의 전반적인 상황을 모두 신경 쓰고 관리해주는 것이 당연하다. 그런데 돌이켜보면 나는 분과 전문의가 아님에도 각 분과를 돌 때면 마치 분과 전문의처럼 생각하고 처방하고 행동했다. 소화기내과 수련을 받을 땐 기침하는 환자의 호흡기내과적 문제에 별다른 관심을 갖지 않았고, 호흡기내과에서 일할 때면 배 아픈 환자의 소화기내과적 문제를 깊이 살피지 않았다. 종양내과를 돌 땐 혈당 조절이 어려운 당뇨 환자의 혈당 조절은 내 담당이 아니라고 생각했다. 어차피 교수님들도 당신의 분야가 아닌 문제에 대해서는 관심을 덜 가지시니(최소한 그런 것처럼 보였으니까), 나도 나름대로 그냥 CT나 찍어보고 판독 결과를 본 후에 환자에게 괜찮다고 얘기해주곤 했다.

전자의무기록EMR으로 환자 상태를 파악하는 게 대세가 된 지 오래인데도, 선배 의사들은 "모니터만 들여다보지 말고 환자 얼굴을 보고 때깔을 보라"고 그렇게 많은 잔소리를 했었다. 사소한 잔소리에 담긴 깊은 뜻을 정작 환자가 되어서야 조금씩 깨닫기 시작했다. 환자 얼굴을 한 번 더 살피고, 호흡음을 한 번 더 듣고, 장음을 한 번 더 듣고, 환자들이 호소하는 사소한 증상에 귀를 기울이고, 경과 변화를 알아차리는 것이 얼마나 중요한 일인지, 그것이 환자에게도 큰 도움이 되고 의사에게도 큰 자산이 된다는 사실을, 아이러니하게도 환자가 되어서야 깨달았던 것이다.

병원 속 사람들에 대한 생각

__친절 전공의?!__ 1년 차 레지던트가 되고 얼마 지나지 않았을 때, 나는 '이달의 친절 전공의'로 두 번이나 뽑혔다. 친절 전공의는 환자들의 추천과 스티커 붙이기로 결정된다. 앞에서도 말했지만 솔직히 나는 그다지 친절한 성격을 타고나질 못했다. 친절하지도 않은 내가 왜 친절 전공의로 뽑힌 건지, 그때는 도무지 이해가 되지 않았다.

하지만 환자로 1년을 보낸 후, 환자들이 왜 나를 친절하다고 생각했는지 조금쯤 이해가 됐다. 교수님이 바빠서 미처 들어주지 못한 이야기들을 들어주려고 노력했던 게 친절의 비결이었다.

처음 레지던트가 되었을 때, 나는 환자들의 사소한 이야기를 최대한 많이 들어주려고 애를 썼었다. 그들의 문제를 해결해주기 위해 나름 노력도 했었다.

사실 환자들은 전공의를 주치의라고 생각하지 않는다. 전공의는 그저 주치의인 교수님의 보조자이며, 환자를 통해 의학을 공부하는 사람일 뿐이다. 그러나 교수님과 환자의 매개체 역할을 하는 사람이기도 하다. 그래서 전공의는 주치의가 잘 들어주지 않고 신경 쓰지 않는 자잘한 얘기들을 환자로부터 들을 수 있고 들어야 하는 사람이다. 변비 없이 화장실은 잘 가는지, 간밤에 잠은 잘 잤는지 환자에게 시시콜콜한 질문을 던지는 사람이며, 형편이 어려우니 진료비가 좀 덜 드는 방향으로 치료할 수는 없는지, 언제쯤 6인실로 병실을 옮길 수 있는지 등등 환자들의 개인적 질문까지 받아주는 사람이다. 당연히 환자와 가장 친해질 수 있는 사람이 전공의인 것이다.

처음 1년 차 딱지를 달았을 땐 환자들의 그런 사소한 목소리에 귀를 기울이며 해결책을 찾아보려 노력했다. 소소한 집안 이야기도 들어줬고, 어쩔 수 없는 걱정에 공감해주기도 했다. 하지만 그런 태도는 오래가지 않았다. 담당 환자가 30~40명이나 되는 상황에서 제한된 시간 동안 모든 환자를 그렇게 대하는 건 에너지가 참 많이 소모되는 너무도 힘든 일이었다. 조금씩 머리가 커지면서부터는 나도 주치의의 모습을 따라가기 시작했다. "그런 사소한 건 아무래도 괜찮아요", "그건 의사와 상의할

게 아니라 환자분이 알아서 처리해야 하는 문젭니다" 하는 태도를 취하게 된 것이다.

복직을 앞두고 어떤 전공의가 되어야 할지 참 많이 고민했다. 과거와 똑같은 모습으로 돌아가면 어쩌나, 조금은 달라진 태도를 보여줄 수 있을까…. 돌이켜보면 역시나 너무 많은 일에 치여 하루하루 허덕이며 지낸 시간이었지만, 그래도 환자들의 마음을 조금 더 이해하려 노력했던 것만큼은 사실이다.

간호사 인턴과 레지던트 1년 차를 지내면서 동기들 사이에서 '간호사'라는 존재는 견제의 대상이자 감시의 대상이었다. 의사의 지시대로 제대로 일하고 있는지, 환자의 이상 징후를 놓치고 있지는 않은지, 환자에게 의료진의 의견과 다른 이야기를 전하고 있는 것은 아닌지 늘 신경 써야 했다. 실제로 남자 의사들은 간호사와 잘 지내는 경우도 많지만, 여자 의사와 간호사는 그리 편치 않은 관계가 되는 경우가 흔한 것이 사실이다.

의사가 되기 전 인턴 면접을 볼 때 한 교수님이 이런 질문을 던지셨다. "일하면서 의료 보조 인력들과 문제가 생긴다면 어떻게 할 겁니까?" 나는 그들도 나와 같은 직장 동료이니 문제가 생기지 않도록 평소에 노력해야겠지만, 문제가 생긴다면 공식적으로 그리고 비공식적으로 문제를 해결하기 위해 최선의 노력을 다할 것이라는 요지의 답변을 했었다. 의사가 되기 전에는 분명 그런 마인드를 가지고 있었다. 하지만 인턴을 거치고 1

년 차 전공의 생활을 하는 동안 간호사와 크고 작은 마찰을 겪으면서 간호사와의 관계는 점점 더 멀어져갔다.

그러나 수술과 검사를 위한 입원 과정을 거치면서 간호사에 대한 생각에 정말 큰 변화가 생겼다. 환자의 생활과 치료에 의사만큼 큰 영향을 주는 이가 간호사라는 것을 직접 경험했으니까. 실제로 대부분의 환자들은 의사들보다 훨씬 자주 자길 보러 와주는 간호사에게 심적으로 더 의지하게 된다. 의사에게는 말하지 못하는 사소한 것들도 간호사에게는 얘기하게 되고, 몇 분 안 걸리는 교수님의 회진 시간에 이해하지 못했던 것을 간호사에게 물으며 재차 확인하기도 한다. 외래에서도 마찬가지다. 3분이라는 짧은 시간에 진료가 끝나버리니, 환자들에겐 미처 말하지 못했던 이야기, 물어보고 싶은 이야기가 산더미처럼 쌓여있다. 그러니 외래 진료를 보고 나와서 간호사에게 질문을 하는 환자들도 참 많다. 환자가 되어보니, 내가 의사였음에도 불구하고 의사보다 간호사에게 심적으로 더 많이 의지하게 되었다.

그제야 깨달았다. 간호사는 의사의 지시대로 환자에게 처치만 하는 사람이 아니라 환자에 관한 사소한 사항들을 자세히 알고 의사에게 정보를 제공하는 사람이며, 그 과정에서 의사와 함께 환자를 치료하는 동료라는 사실을.

동료 의사, 그리고 친구들 사람이 한번 큰 어려움을 겪고 나면 주변 사람들에 대한 인식에 많은 변화가 생긴다. 어려운 일이 생기자 정말 친했다고 생각했던 사람이 등을 돌리는 것을 보기도 하고, 별로 친하지 않다고 생각했던 사람이 내 고통에 진심으로 함께 아파해주는 것을 느끼기도 한다. 처음 유방암 진단을 받았을 때, 종양내과의 한 선생님이 물으셨다. "진단명을 친구와 동료들에게 말할 건가요?" 그때 나는 별 고민 없이 당연히 숨기지 않고 말할 것이라고 대답했고, 실제로 그렇게 했다.

그런데 얼마 후, 병원을 오가면서 그저 얼굴만 알고 지내던 많은 사람들이 나를 보면 잘 지내는지, 힘들지는 않은지 물어보기 시작했다. 마치 병원의 모든 직원이 내가 아프다는 사실을 알고 있는 것처럼 느껴졌다. 엄청나게 큰 조직처럼 보이는 세브란스병원도 알고 보면 참 작은 사회인 것이다. 특히 내 환자 번호부터 질병 경과까지 모두 아는 사람들을 마주칠 때는 적잖이 어색했다. 의사가 자신이 일하는 병원에서 진료를 받는 것만큼 의무기록의 비밀이 보장되지 않는 경우도 없는 것 같다는 생각을 했다. 몇몇 사람들이 우리 병원에서 치료를 받을 건지 다른 병원으로 갈 건지 물어본 것도 그래서였다.

그렇지만 의사인 친구들에게 참 고마울 때가 많았다. 아직 누군가를 책임지고 치료할 만큼 유능한 의사들은 아니었지만, 의사 친구들은 치료 기간 내내 내게 아주 큰 힘이 되어주었다. 사실 "어떻게 진단받았어요?", "수술은 어떻게 한대요?", "치료만 하면 괜찮아지는 거죠?" 같은 질문을 수백 번씩 듣지 않는 것만으로도 참 다행이었다. 의사 친구들은 아무도 그런 질문을 던지지 않았으니까.

20~30대의 암 환자들끼리 만나는 자조 모임에서 이야기를 나눠보면, 정말 많은 사람들이 그런 질문에 속상해하고 가슴 아파한다. 젊어서 아픈 것도 서러운데, 어디가 어떻게 아프고 그래서 앞으로 얼마 정도 살 수 있다는 사실을 자신의 입으로 직접 이야기한다는 것은 참 가슴 아픈 일임에 틀림없다. "다 잘 될 거야", "이제 별일이야 있겠어"라는 평범한 위로는 사실 젊은 암 환자에게 전혀 위로가 되지 않는 말이다. 오히려 그런 말을 들으면 허무해지기까지 한다. 젊은 나이에 '별일'로 암이 생긴 당사자들은 그런 말을 주고받는 것이 너무도 싫다.

내 의사 친구들은 그저 말없이 내 어깨를 두드려줬다. 내가 불안해하면 불안한 마음을, 속상해하면 속상한 마음을 그저 말없이 들어주었다. 그런 내 친구들과 선배들에게 너무너무 고마웠다.

좋은 의사 되기, 그리고 좋은 환자 되기

좋은 의사 되기. 항상 좋은 의사가 되고 싶었고 어떤 의사가 좋은 의사인지도 알고 있지만, 내 뜻대로 잘 되지 않은, 그리고 지금까지도 여전히 쉽지 않은 일이다. 솔직히 '좋은 의사'에 대해 생각할 시간조차 없이 바쁘게 지냈던 의사 생활을 되돌아보면, '의사는 병을 고치는 사람'이라는 생각 자체가 위험한 생각인 것 같다. 의사가 병을 고치는 사람이라고 생각하는 순간, 환자와 의사의 관계는 아픈 사람과 고쳐주는 사람의 상하 관계가 되어버리기 때문이다. 환자는 의사를 기다리는 사람이며, 의사가 알아서 다 고쳐줄 텐데 쓸데없는 이야기를 구구절절 늘어놓는 사람이 되어버리기 때문이다. 그래서 나는 '의사는 환자가 병을 극복할 수 있도록 도와주는 사람'이라는 결론에 이르렀다.

좋은 의사가 되는 것 못지않게 좋은 환자가 되는 것도 참 중요하다. 암 환자에게 가장 바람직한 의사와 환자 관계는 같은 목표 의식을 가지고 함께 노력하는 동지적 관계라고 생각한다. 주변의 암 환자들을 보면 의사를 신처럼 맹목적으로 믿으며 자신의 주치의에게 감정적으로 너무 크게 의존하는 사람들이 있다. 의사만 만나면 모든 어려움이 해결될 것이라 생각하고, 그렇지 못하면 불신하고 원망한다. 그럴수록 나중에 결과가 좋지 않았을 때 크게 실망하게 되고 좌절을 겪고 심지어 믿었던 의사에게 배신당했다는 생각까지 하게 된다.

이런 일을 막으려면 좋은 의사가 되는 것만큼 좋은 환자가 되는 것도 중요한데, 그러기 위해서는 나의 병에 대해, 또 앞으로 일어날 수 있는 많은 일들에 대해 알고 있어야 한다. 더불어 의사가 해줄 수 있는 것과 해줄 수 없는 것이 있다는 점을 이해해야 한다. 의사는 단지 의사라는 직업을 가진 사람일 뿐이다. 고치고 싶은 마음은 당연히 굴뚝같지만, 의사는 신이 아니다. 같은 치료를 하더라도 환자마다 결과가 다를 수밖에 없다는 사실을 받아들여야 한다. 환자는 환자로서 할 수 있는 최선을 다하면 된다.

새내기 의사였던 전공의 시절에도 불사신처럼 느껴지는 환자들이 여럿 있었다. 간암 말기로 황달 수치가 오를 대로 올라 얼굴이 샛노랗다 못해 시꺼먼 할머니가 한 분 계셨는데, 그전에 담당하던 전공의로부터 "얼마 못 사실 것 같다"는 소견과 함께 인계를 받았다. 지독한 황달로 정신도 자꾸 오락가락하셨고, 드시는 것도 많이 힘들어하셨다. 그 할머니한테 내가 해드릴 수 있는 것은 간에 방사선치료를 하는 동안 그나마 좀 편하게 지내시도록 도와드리는 게 전부였다. 그런데도 그 할머니는 병을 이겨내겠다는 마음만큼은 금메달감이었다. 내가 회진을 돌 때마다 오늘 하루 식사량을 자랑하는 것이 할머니의 가장 큰 낙이었다. 두 달 후, 그 할머니는 멀쩡하게 걸어서 퇴원하셨다. 아들의 지극한 간호도 한몫했겠지만, 결정적인 이유는 환자의 굳은 의지였다고 생각한다. 그때 교수님이 나에게 한마디 하셨다. "박 선생, 저 환자가 걸어서 퇴원할 수 있을 거라고 생각했었나?" 솔직히 한 번도 그런 생각을 한 적이 없었다. 아마도 교수님은, 환자가 그랬던 것처럼, 단 한순간도 포기하지 않으셨을 것이다.

난 그 경험을 소중하게 간직하고 있다. 의사든 환자든 안 될 거라고 포기하는 순간, 정말로 환자 상태가 나빠진다. 그리고 끝까지 희망을 버리지 않고 노력하면 일어나지 않을 것 같았던 일들도 일어난다. 그렇기 때문에 환자 스스로 노력하는 것이 참 중요하다. 의사는 그저 도와주는 사람일 뿐이고 환자가 스스로 나아가는 것일 수도 있다는 사실을 그때 처음 알았다.

08

수현 | **치료의 딜레마**

나는 왜 좋은 의사가 되지 못하는가

모든 학문이 그렇겠지만, 종양학은
특히 발전의 속도가 빠르고 변화가
많다. 분자유전학의 발전으로 실험 및
검사 기법이 고도화됨에 따라 이를
학문 발전의 원동력 삼아 엄청난
논문들이 쏟아지고 있다. 기초의학의
지식과 기술의 발전에 힘입어 지금
이 시간에도 수천 종의 신약이
개발되고 있다.
그러나 그중 극소수의 약만 살아남아
환자 진료에 실제로 사용될 수 있다.

비용 효과의 문제

종양학 분야에서는 세계적인 규모의 3상 임상연구를 통해 신약으로서의 효능과 효과가 좋은 약들이 끊임없이 개발되고 있다. 현실적인 여건을 고려하지 않고 '의학적으로 환자를 위한 최선의 선택'을 할 수 있다면, 쓸 수 있는 약이 많아졌다는 것은 환영할 만한 일이다.

그러나 이러한 선택지가 모두에게 유용한 것은 아니다. 미국처럼 개인이 가입한 사보험에 따라 자기가 받을 수 있는 진료의 수준이 결정되는 경우는 말할 것도 없거니와, 국가가 건강보험으로 의료비를 지원하는 나라에서도 건강보험이 포괄하기 어려운 값비싼 신약으로 치료받기 원하는 경우에는 환자가 한 달에 천만 원에 육박하는 약값을 직접 지불해야 한다.

신약이 비싼 이유는 개발 과정에 비용이 많이 들기 때문이다. 초기 실험 단계에서 타깃을 찾고 이에 대한 약제를 스크리닝하는 과정에 엄청난 시간과 돈이 들어간다. 이렇게 만들어진 약제로 임상연구를 하는 과정에는 더 많은 시간과 돈이 들어간다. 그 모든 비용이 궁극적으로 약값에 포함될 수밖에 없다. 따라서 환자 진료에 실제로 사용되는 단계까지 성공한 신약은 엄청나게 높은 가격이 책정되기 마련이다.

이런 비용을 국가가 모두 다 지불할 수는 없다. 그러나 비용효과를 고려해 환자에게 매우 확실하게 도움이 되는 약제가 있다면, 건강보험으로 이를 커버하려는 노력을 게을리해서는 안 될 것이다. 상대적으로 덜 중요한 곳에 건강보험 재정을 투입하느라 정작 필요한 곳에 돈을 쓰지 못하는 우를 범해서도 곤란하다.

암 환자의 진료비 부담을 진료비의 5%로 낮춘 정책을 예로 들어보자. 이 정책 덕분에 100만 원에 달하는 검사, 치료 등을 받을 때 환자는 5만 원만 내면 된다. 95만 원은 정부가 의료공급자에게 지불해주는 것이다. 이러한 혜택을 받는 환자의 수가 아주 많다면 정부도 크게 생색을 낼 수 있다. 그러나 건강보험으로 지원하지 않는 신약을 써야 하는 경우에는 수백만 원 이상의 진료비를 환자가 전액 부담해야 한다.

모든 신약을 건강보험에서 커버해주는 것은 가능하지도 않으며, 그런 나라는 지구상에 없다. 그러나 생사의 기로에서 생명 연장에 획기적으로 도움을 주는 약이 있다면, 보다 적극적으로 방안을 모색할 필요가 있다.

종양내과 의사의 고민

대중매체를 통해 신약 관련 정보들이 오인되는 경우가 많아 문제가 벌어지기도 한다. 통상적으로 대중매체는 신약이 나오면 마치 탁월한 효과가 있는 것처럼 홍보하지만, 기존 약제에 비해 생존율 향상의 정도가 그다지 높지 않은 약들도 꽤 많다. 예를 들어 질병이 진행하기까지의 시간을 기존 약보다 1.5개월 연장시키는 것으로 입증된 논문이 나오면, 종양학 의사들끼리는 '괜찮은 결과가 나왔네. 효과가 좀 있나 보지?' 정도로 생각한다. 그런데 이것이 대중매체를 통해 절묘하게 포장되어 환자들에게 아주 큰 기대를 품게 하는 경우가 있다. 어떤 환자는 이 약을 쓰면 안 나을 병도 낫는 것으로 생각하고, 어떤 환자는 형편이 어려워서 이 약을 쓰지 못한다는 사실에 절망하기도 한다.

어디선가 정보를 들은 환자가 새로 나온 약이 자신에게 도움이 되는지 문의하면, 의사는 그의 지갑 두께를 짐작해야 한다. 환자의 기대치가 어느 정도인지 정확히 파악하는 것도 중요하다. 자칫 잘못 말하면 환자가 너무 절망하고, 조금만 희망적으로 말했다가는 지나치게 큰 기대를 품기 때문이다.

돈이 없어서 좋은 약도 못 써보고 나빠지는 거라는 생각, 신약을 쓰기만 하면 자신의 병이 아주 많이 좋아질 거라는 생각 등 환자들의 기대 수준을 잘 파악해야 한다. 환자가 상처받지 않게, 그러면서도 용기를 잃지 않고 치료에 임할 수 있도록 섬세한 '눈치작전'을 펼치며 진료에 임해야 한다. 때론 새로 나온 약이 있다는 사실을 자신에게 왜 미리 설명해주지 않았느냐며, 자신이 택할 수 있는 선택지 하나를 의사가 지레짐작으로 빼앗아버린 것 아니냐는 식으로 강하게 항의할 것만 같은 환자도 미리 분류해놓아야 한다.

그러므로 적절한 진료를 위해 의사가 갖추어야 하는 덕목에는 실력과 심도 깊은 지식 외에도 우리가 처한 의료환경에서 활용 가능한 최선책과 2~3가지의 차선책까지 준비해놓는 치밀함도 포함되어야 하는 것이다.

모든 신약이 다 그런 건 아니지만, 정말 획기적으로 좋은 약이 개발되어 기존의 치료법을 뒤집는 경우가 왕왕 있다. '좋은 약'이란 대개 기존의 약보다 효능이 뛰어나거나 부작용을 크게 감소시킨 약을 말한다. 그러나 그런 좋은 약들도 보편적으로 사용되기까지는, 즉 건강보험에서 급여를 인정해줄 때까지는 시간의 간극이 있을 수밖에 없다.

그러므로 신약이 허가되고 급여로 사용 가능해질 때까지의 기간 동안 환자가 그 약을 쓰려면, 해당 약제를 포함한 임상연구에 참여하지 않는 한(임상연구에 참여하는 환자는 약값을 내지 않는다), 환자가 약값 전액을 부담해야 한다. 더 이상 치료적 대안이 없어서 의사가 마지막 카드처럼 "이 약이 보험은 안 되지만 한번 써보시겠어요?"라는 제안을 할 때 환자들은 지푸라기라도 잡겠다는 심정으로 비보험 약제 사용 동의서에 서명을 한다.

그런 설명을 하기까지 의사의 마음은 참 복잡하다. 사실 그 약제가 탁월하게 좋은 약이었다면 왜 진작 제안하지 않았겠는가. 표준적인 치료에 별 효과가 없을 때, 큰 효과를 기대하지는 못하더라도 다른 대안이 없으니까, 혹은 뭐라도 해야 하니까, 망설이다가 제안하는 경우가 더 많다. '돈을 좀 더 내더라도 치료만 될 수 있다면 어떤 희생이라도 각오한 환자잖아. 좀 비싸면 어때, 환자에게 도움이 될 텐데…'라고 스스로를 합리화하면서….

여러 연구에서 효과가 입증된 '좋은 약'이 출시되어 다른 여러 나라에서는 이미 실제 치료에 쓰이고 있는데, 우리나라에서는 아직 그 약을 쓰지 못하고 '환자에게 해로울 것이 뻔한 약제'만 쓰고 있다면 어떨까? 말도 안 되는 상황으로 생각되지만, 그게 우리나라의 현실이다. 획기적으로 좋은 약이 나올수록 그 약의 허가와 급여 적용까지의 시간이 길어지는 것이 환자들에게는 치명적일 수밖에 없다.

의사의 전문성과 환자의 자기 결정권

경합하는 약 중에 성적이 조금 낮기 때문에 써볼 수 있다는 차원이 아니라, 효과가 탁월하기 때문에 '반드시' 써야 하는 정말 좋은 약들이 많아지고 있다. 한정된 보건의료자원의 효율적 활용이라는 경제학적 관점에서 볼 때 모든 약을 국가가 보험으로 커버해주기는 어려울 수 있다. 다만 사람의 생명이 달린 문제만큼은 경제학적 관점을 넘어 '특별히' 고려해야 할 약제들이 몇 가지 있으니, 이러한 경우에는 과감하게 사용을 허가해주는 혁신성이 도입되기를 바란다. 건강보험 적용을 해주지는 않더라도 최소한 의사가 필요하다고 생각되는 약을 환자와 보호자에게 충분히 설명하고 이에 동의한 환자가 스스로 비용을 지불해 사용하겠다고 하면, 임의 비급여의 철퇴를 맞지 않게 해주는 방안이 마련되면 좋겠다.

예전에 병원 보험심사과의 요청으로 건강보험심사평가원에 제출할 서류를 준비한 적이 있다. 특정 약품을 100% 환자 부담으로 사용할 수 있도록 허락해달라고 사전에 신청하는 서류였다. 몇 번이나 서류를 수정했고, 다른 과 교수님들과 심사위원들에게 이런 약제를 써야 하는 상황이 얼마나 절실한지를 설명하는 기회도 가졌다. 솔직히 그 과정이 너무 복잡했고, 익숙지 않은 서류 작업을 하는 게 힘들고 귀찮기도 했다. 그러다 보니 '차라리 그 약을 안 쓰고 말지' 하는 생각도 들었다. 솔직히 말해서 의사는 크게 아쉬울 것도 없다. '보험도 안 되는 약인데, 나라에서 쓰지 말라는 약인데, 안 쓰면 그만이지' 하는 그런 심통이 들었다.

실제로 이런 경우 아예 그 약을 쓰지 않는 것으로 방침을 정해놓은 의사도 없지 않다. 비싼 약을 쓰고 상태가 호전되어 고맙다고 인사하며 퇴원했던 환자가 몇 년 후에 '과잉 치료'를 했다며 문제를 제기했던 경험을 겪은 의사들이 그렇다. 그런 호된 일을 당했던 의사는 환자를 위해 더 좋은 약제나 치료법을 굳이 고민하고 싶지 않다고 한다. '열심히 해봐야 치료비 많이 나오면 나중에 민원이나 넣을 텐데 뭐' 하는 심정이 들기도 한다. 엄청나게 다양한 신약들이 쏟아지고 있으니, 새로 나온 약을 다 쓰겠다고 나서면 건강보험 재정에 어려움이 있을 거라는 건 충분히 이해한다. 그래도 효과가 조금 더 나은 그런 약이 아니라 생존에 절실한 약들은 의사의 전문적 판단을 인정해줘야 한다고 생각한다. 엉뚱한 약이나 검사에 대해서는 보험 인정을 해주면서 정작 꼭 필요한 검사와 약들은 비용 부담을 이유로 사용을 허가하지 않는 걸 보면, 현재의 건강보험 운영 방식에는 분명히 문제가 있다.

나는 왜 환자에게 듣기 좋은 말을 잘 못 해주는가?

원발 장기 외에 다른 장기로 암이 퍼진 4기 암 환자들은 치료를 하더라도 완치되는 경우가 거의 없기 때문에 대부분 일정 기간 병이 조절되다가 결국은 상태가 나빠진다. 수술, 항암치료, 방사선치료 등 암 치료를 위해 더 이상 뭔가를 시도하기 어려울 때, 막힌 곳에 스텐트를 넣고 관을 넣어 배액하는 등 뭔가 환자를 힘들게 하는 상황을 조절하기 위해 시술을 해봐도 통증이나 피로, 호흡곤란, 식욕부진 같은 증상이 조절되지 않을 때는, 병원과 의사가 환자를 위해 해줄 수 있는 게 별로 없다.

오랫동안 고통에 시달린 환자와 보호자는 이미 지쳐 있다. 거기에 대고 할 수 있는 말이 "더 이상 해볼 수 있는 치료가 없습니다"에 불과할 때, 의사로서 참 무기력하고 힘들다. 그런 환자들이 의사를 원망하고 떠나도 할 말이 없다. 그들이 무슨 주사를 한두 번 맞고 수백만 원을 냈다는 등, 어디에서 뭘 해보면 효과가 있다고 하니 거기로 가보겠다는 등의 말을 할 때, 차마 나는 그들에게 아무 말도 할 수가 없다. 내가 뭘 해주는 게 있어야 이들을 막을 수 있는 것 아닌가…. 그저 자조할 뿐이다.

명확한 건, 그들이 잡는 지푸라기가 참 비싸다는 점이다. 비싼 지푸라기의 효과가 확실하게 나타나지 않아도, 그들은 지푸라기를 던진 사람을 원망하지 않는다. 절박한 그들에게 무언가를 주었기 때문이다. 그렇게 지푸라기를 던지는 사람 중에는 의사도 있고 한의사도 있다. 그 둘도 아닌 무자격자도 있다. 지푸라기를 던진 이들은 그런 취지는 아니었다고, 환자가 원했기 때문에 어쩔 수 없었다고 말하기도 한다. 환자가 원해서 죽기 전에 수백만 원짜리 굿을 했다 한들, 내가 뭐라 말하겠는가. 나는 그를 위해 해준 게 아무것도 없는데….

그래도 뭔가 '이건 아닌 것 같다'는 생각을 지울 수가 없다. 암 환자 한 사람이 죽기 전에 지출하는 의료비는 얼마나 될까? 평생 내는 건강보험료부터 진단과 검사, 수술, 항암 및 방사선 치료 등 공적 의료에 지출한 진료비, 그리고 건강보조식품이나 각종 보완 대체 요법, 암이나 여러 질병과 연관된 보험상품의 구입비 등 사적 영역에서 건강을 위해 지출한 비용을 모두 합치면 얼마나 될까? 공적 의료비와 사적 의료비 중 어느 쪽이 더 많이 지출되고 있을까? 지출한 비용만큼 결과는 만족할 만한가? 암보험에 가입한 사람과 그렇지 않은 사람의 치료 성적이나 생존율에 차이가 있을까? 각종 건강보조식품은 증상 완화나 삶의 질 향상에 얼마나 도움이 되었을까? 그 모든 것들의 비용 효과cost-to-benefit를 정확히 분석할 필요가 있다.

비싼 지푸라기와 의사의 원칙

전공의 3년 차 때의 일이다. 4기 대장암으로 2주마다 한 번씩 3박 4일 동안 입원 치료를 받는 환자가 있었다. 그가 퇴원하는 날, 환자가 병동 간호사실에서 고래고래 소리를 지르며 화를 내고 있었다. 이유를 알아보니, 내가 처방한 어떤 약이 급여 항목이 아니라 치료비가 평소보다 10만 원 정도 더 나온 게 문제였다. 환자는 자기가 맞겠다고 말한 적도 없는데 보험도 안 되는 약을 처방한 이유가 뭐냐, 이 따위로 돈 벌려고 하는 거냐며 화를 내는 중이었다.

환자에게 도움이 되는 약이 맞긴 한데, 내가 급여 인정 기준을 정확히 모르고 처방해서 문제가 된 것이다.

문득 내 시야에 그의 진료비 영수증이 들어왔다. 본인 부담금만 약 23만 원이었다. 거기에는 항암제 비용만 포함된 게 아니었다. 3일 동안 문제없이 항암제가 투여될 수 있도록 의사와 간호사들이 보살펴주고, 입맛 없다고 해서 영양제도 주고, 진통제 등 각종 약도 주고, 2주간 집에서 먹을 약도 처방해주고, 3박 4일 동안 잠도 자고 밥도 먹었는데, 23만 원이었다. 그러니까 이번에 나 때문에 더 낸 돈을 빼면 평소에는 13만 원 정도를 내고 나간 터였다.

암이라는 게 하루 이틀 치료로 끝나는 병이 아니니 10만 원도 적은 돈은 아니겠지만, 마음이 영 씁쓸했다. 하루 만 원 남짓의 병실료와 식대도 참 싸지만, 나머지 의사의 진료와 간호사의 돌봄, 병원이 제공하는 의료서비스의 가치도 참 싸게 매겨져 있다는 생각을 했다. 퇴원하는 그의 가방 속에 상어 연골을 포함한 온갖 종류의 비타민과 홍삼진액 같은 건강보조식품이 가득 들어 있는 걸 보니 더욱 그런 느낌이 들었다.

환자들이 비싼 지푸라기라도 잡으면서 의사에게 꼭 듣고 싶어 하는 말이 있다는 것도 잘 알고 있다. 그러나 의사는 의과대학 학생으로 교육받을 때부터, 그리고 의사 생활을 하는 내내, 단지 법적으로 문제가 된다거나 보험에 걸린다는 등의 이유를 모두 떠나서, 의학적으로 확실한 근거를 가지고 진료할 것을 훈련받는다. 과학적으로 입증되지 않은 진료를 해서는 안 되고, 수많은 연구 결과를 바탕으로 제시된 가이드라인에 입각한 치료를 해야 한다. 한두 케이스에서 좋은 결과가 있었다는 자신만의 경험을 근거 삼아 이를 환자 진료의 원칙으로 삼을 수는 없는 것이다.

그래서 의사들은 환자들이 몸에 좋다고 추천받았다며 싸들고 온 건강보조식품을 쉽게 추천할 수 없다. 어떤 환자는 그렇게 입증되지 않은 건강보조식품을 복용하다가 급성 간부전 등의 심각한 합병증이 생겨서 원래의 질병과 관계없이 목숨을 잃기도 한다. 실제로 그런 일이 그다지 드물지 않다는 사실을 환자들은 잘 모른다.

동정심 피로증(compassion fatigue)

환자를 보는 매 순간, 의사는 우리나라의 의료제도와 의료환경이라는 거대 변수를 염두에 둘 수밖에 없는 상황에 처한다. 미시적 존재인 개인으로서 의사와 환자, 거시적 존재인 국가와 보험제도, 의사는 이 사이에서 끊임없이 갈등하고 결단하며 환자를 마주한다. 최선을 다해도 애쓴 만큼 좋아지지 않은 암 환자들, 환자도 힘들고 가족도 힘들고 그걸 지켜보는 의사도 힘들다.

동정심 피로증compassion fatigue이라는 말이 있다. 다른 사람의 고통이나 스트레스를 이해하게 될 때 자발적으로 도덕적인 감정이 분출되지만, 그런 일이 반복되면 이러한 감정이 소모되면서 시간이 지남에 따라 대상에 대한 공감 능력과 열정이 조금씩 깎여나가고 약화되는 것을 지칭한다. 대형 재난이 발생했을 때 피해자들을 위해 끊임없이 돈과 동정심을 요구하는 것에 따른 심리적 탈진 상태를 일컫기도 한다.

동정심 피로증이 있으면 점점 무기력해지고, 삶의 즐거움을 느끼지 못하게 되며, 지속적인 스트레스와 불안감, 부정적 태도를 갖게 된다. 주위에서 쉽게 찾아볼 수 있으며, 나 또한 의사가 되고 나서 반복적으로 경험했던 익숙한 느낌이다. 힘들고 병약한 환자들을 보며 의사로서 뭔가 적극적으로 해보고 싶었지만 잘 되지 않고, 시스템에 문제가 있거나 혹은 내 능력이 부족해서 문제 상황이 해결되지 않은 채 반복되는 와중에 내 마음의 열정과 성의가 조금씩 사그라지는 것, 우리가 흔히 탈진 burn out 해버렸다고 말하는 바로 그런 증상인 것 같다.

한 사람의 환자를 볼 때는 그를 안타깝게 여기고 뭔가 최선을 다해 그에게 도움을 주고 싶다고 느끼지만, 그런 환자들이 너무 많아지면서 점점 무덤덤해지는 것이리라. 내가 탈진했다는 느낌을 받을 때, 주위의 동료가 그런 느낌으로 의욕을 잃고 힘들어할 때, 그런 소모적이고 허무한 감정은 어떻게 극복할 수 있을까? 긍정의 마인드를 어디서부터 다시 얻을 수 있을까?

동정심 피로증은 의료직 종사자, 특히 환자를 진료하는 의사에게 자주 생기는 증상이라고 한다. 이러한 감정은 환자에게 직접적으로 아주 부정적인 영향을 미치기 때문에 어떻게든 탈출구를 찾아야 한다. 물론 환자 한 사람 한 사람을 가족처럼 아끼고 돌본다면 가장 이상적이겠지만, 의사도 사람인지라 항상 그런 식으로 진료하는 건 거의 불가능하다. 얼마 지나지 않아 정말 모든 에너지를 다 소진해버리게 될 테니까. 반면 자신의 감정 소모를 최소화하기 위해 지나치게 거리를 두면 환자와의 관계가 너무 차갑고 딱딱해질 것이다. 그러므로 적절한 관계 유지를 위해 가장 필요한 것은 '적당한 거리 두기'일지도 모르겠다.

그런데 의사가 이론적으로는 '적당한' 거리를 두고 환자를 볼 때, 환자들은 의사를 정말 차갑고 썰렁한 존재라고 느끼게 되나 보다. 딜레마다.

09

경희 | **연애와 결혼**

한쪽 가슴으로 연애하고 결혼하기

20대 후반에 친구들을 만나면 대화 주제로 가장 많이 올라온 건 단연 '결혼'이었다. 스물대여섯 살부터 친구들이 결혼을 하기 시작했고, 서른도 되기 전에 엄마가 된 친구들도 있었다. 미혼인 친구도 애인 얘기, 선 볼 남자 얘기, 결혼을 반대하는 부모님 이야기들을 늘어놓기 일쑤였다. 우리 집도 예외는 아니어서 연애도 안 하는 나를 부모님은 걱정스러운 눈으로 쳐다보곤 하셨다. 내가 전공의를 시작하면서부터는 연애할 가능성이 더 없어졌다고 생각하셨는지, 맞선 자리를 두 군데나 마련해놓고 한번 만나보라고 적극 나서기까지 하셨다. 그 맞선 자리는 내가 아프면서 모두 없던 일이 되었지만.

수술을 앞두고 집도의 선생님에게 암 수술과 동시에 유방재건술을 받으면 어떤지 물어봤을 때도 부정적인 의견을 들었고, 내과 주치의 선생님에게 항암치료 전 가임력 보존을 위한 난자 채취 및 보관에 대해 질문했을 때도 "우선 치료에 집중하라"는 답변을 받았다. 아무래도 암 환자에게 가장 중요한 건 '암 치료'니까.

그러다 보니 나도 모르게 암 치료 이후의 삶은 그다지 중요하지 않은 것으로 치부해버리고 말았던 것 같다. 누구나 인생을 살아가면서 여러 고비들을 넘어가는데, 암 진단은 대부분의 사람에게 특히 충격적이고 힘든 고비가 된다. 그래서 마치 암 치료만이 일생일대의 중요한 일이고 그 이후의 삶에 대한 걱정과 고민은 사치인 것처럼 여기는 경우가 많다.

하지만 나는 항암치료, 수술, 방사선치료를 마치고도 여전히 20대였다. 그맘때 친구들을 만나면 남자건 여자건 대화 주제로 가장 많이 올라오는 건 '결혼'이었다. 친구들은 하나둘씩 결혼을 하기 시작했고, 서른 전에 부모가 된 친구들도 있었다.

꼬리에 꼬리를 물고 생기는 걱정들

처음 유방암 진단 후 받았던 질문은 "그런데 결혼은 하셨어요?" 아니면 "남자친구는 있으세요?"였다. 학생 때는 뜨거운 연애도 해봤지만, 의사가 되고부터는 연애를 할 만한, 아니 연애를 하고 싶다고 생각할 만큼 마음에 여유가 없었다. 그런데 만 스물여섯에 덜컥 유방암을 진단받고 나니 생각조차 없던 일이 걱정되기 시작했다.

이제 연애는 어떻게 하지?
결혼은? 아기는?
요즘에는 어느 한쪽 집안의 반대 없이 평화롭게 이루어지는 결혼이 별로 없는 것 같던데, 난 어떡하지?
그러게, 일찍 결혼할걸 그랬어.

많은 생각이 꼬리를 물었다. 유방암 환자의 남편들이 쓴 글을 보면서 많이 부러워하기도 했다. 함께 인생의 고비를 넘어갈 삶의 동반자가 있다는 것이 정말 부러웠다. 그러면서 나의 여성성에 대해 점점 더 자신감을 잃어가고 있었다.

다행히 치료 과정 중에도, 또 치료가 끝난 후에도 인연은 찾아왔다. 처음에는 암 환자였다는 사실 때문에 상처받을까 두려워 움츠러들기도 했지만, 내 마음의 목소리에 귀를 기울이고 다가온 인연과 손을 잡았다. 그리고 인연인 줄 알았던 이 책 초판본의 그 사람과는 이별하고, 지금의 남편을 만나 연애를 하고 결혼을 했다.

결혼 이야기가 오가면서 처음으로 '내가 임신할 수 있을까'라는 걱정을 시작했던 것 같다. 항암치료로 한동안 중단되었던 생리가 복직 몇 달 후 다시 시작되었지만, 그렇다고 해서 난소가 정상 기능을 회복했다는 것이 아님을 알기에 고민이 되었다. 정자와 달리 난자는 태어날 때 이미 다 만들어져서 성숙하는 과정을 거쳐 배란되고 수정이 이루어지는데, 항암제와 방사선에 노출된 내 난자들이 과연 건강한 임신을 할 수 있을지도 걱정스러웠다.

병원에서 근무하는 건강한 직원들도 힘든 근무 환경 탓에 불임과 유산과 조산을 빈번하게 경험하는데, 항암치료에 방사선치료까지 받은 내가 열 달 동안 아이를 잘 잉태하고 있다가 분만할 수 있을지 걱정되었다. 앞으로 어떤 일이 벌어질지 인생은 아무도 모르는 것이 아닌가. 연애 시절부터 이런 상황을 전부 알고 있던 남편은 진심이었는지 아니면 그저 결혼에 눈이 멀어(!) 그랬는지 잘 모르겠지만, 아이는 생기면 낳고 안 생기면 그만이라는 말로 고맙게도 나를 안심시켜주었다.

남편의 고마운 말, 그리고 하늘의 축복

결혼 전 산부인과에 들러 상황을 얘기하고 가임력을 확인하기 위한 여러 검사를 받았다. 산부인과 교수님은 나의 AMH^{Anti-Mullerian hormone}(난소의 가임력을 판단하는 지표 중 하나) 수치를 보시고는 결혼식 날짜에 맞춰 배란유도제를 맞고 하루라도 서둘러 임신을 하자고 말씀하셨다. 암이 아니었다면 임신과 출

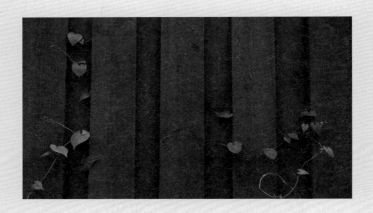

우리 삶은 의미로 가득 차 있다.

존재의 리듬—파도, 별들, 계절, 삶의 우여곡절, 모든 기적적인 존재—은

언제나 우리 곁에 있다. 예외는 없다. 외계에서 돌아온 모든 우주 비행사는

이 지구상의 생명이야말로 위대한 기적임을 증언한다.

모든 과학이 인간을 우주로 보내려고 꾀하지만, 그들이 지구로 돌아와야만

비로소 기적이 시작된다.

_ 알렉스 파타코스

산에 대한 진지한 고민을 이렇게 일찍부터 서두르진 않았을 텐데…. 고민 끝에 '생기면 낳고 안 생기면 말고'라던 남편의 말에 힘을 얻어 지금 당장의 선택이 아닌, 좀 더 시간을 가지고 생각해보기로 했다.

안젤리나 졸리가 예방적 유방절제술을 한 이후 많은 사람들이 유전성 유방암에 대해 알게 되었다. 나 또한 복귀 이후 결혼을 생각하면서 그 걱정을 안 해본 적이 없었다. 그렇지만 당시만 해도 BRCA 유전자검사는 보험이 되지 않았을 뿐 아니라 우리나라에서 유전자 변이율이 얼마나 되는지도 조사된 바가 없었고, 유전자 변이가 검출되더라도 이후의 계획에 대해 아무것도 정립된 바가 없는 상태였다. 그러다 보니 주치의 선생님도 굳이 검사를 할 필요가 없을 것 같다 하셨다.

하지만 결혼을 하고 2세를 염두에 둔 상태에서, 유전적 소인을 가질 수 있다는 가능성은 늘 마음 한구석의 큰 짐이었다. 결국 치료가 다 끝나고 2년쯤 지나서인가 검사를 해봤고, 다행히 결과는 이상이 없는 것으로 나왔다.

결혼을 선택하고 임신을 고민하다 보니 걸리는 게 한두 가지가 아니었다. 어쩌면 치료받지 않은 보통의 난소와는 다른 내 난소가 건강한 아이를 가질 수 있게 해줄 수 있을까? 아이가 제 앞가림을 할 수 있을 때까지 내가 건강하게 지낼 수 있을까? 끝까지 책임지지 못할 일이라면 아예 안 하는 게 낫지 않을까? 임신하면 방사선 촬영이나 못 하는 검사들이 많은데, 만에 하나 임신 기간 중에 재발하면 어떻게 하지?

수많은 걱정과 불안감에 임신을 미루던 우리는 결혼 후 1년 즈음, 신혼기간이 지나고 나서 진지한 고민과 의논을 시작했다. 그리고 만약 우리에게 아이가 생긴다면 하늘의 축복을 받은 아이라 생각하고 감사히 건강하게 키우기로 결정했다.

주말부부라 그다지 임신할 기회(!)가 많지 않았음에도 불구하고, 2세 계획을 세운 지 다섯 달쯤 되었을 때 임신을 알게 되었다. 그것도 정말 어이없는 경로로. 두 달째 생리가 없는데 배란기를 따져봐도 임신은 아닌 것 같아서 혹시나 폐경이 다시 왔나 싶어서 산부인과에 폐경 진료를 예약해놓았다. 그래놓고는 '이 나이에 무월경으로 산부인과 진료를 보러 가면 당연히 가장 먼저 임신 아니냐고 물으실 텐데…. 그래도 내가 의산데, 먼저 검사해서 확인시켜 드려야지' 하는 마음으로 병원에서 임신 확인 검사를 했다. 그런데 웬걸! 양성이었다. 서둘러 폐경 진료를 취소하고 헛웃음을 치며 남편에게 전화를 걸었다. "여보. 언제 된 건지 잘 모르겠는데…. 임신인 것 같아."

기적 같은 소중한 순간들

임신 두 달 즈음, 콩닥콩닥 뛰는 아이의 심장소리를 듣고 아무 탈 없이 건강하게 잘 놀고 잘 자라라는 의미를 담아 '도담이'라고 태명을 지었다. 배 속에서 도담이가 꼬물꼬물 움직이고 딸

꾹질도 하고 자그마한 발로 엄마 배를 콩콩 차던 그 소중한 순간들의 느낌이 아직도 생생하다.

당연히 입덧이 있었고 막달에는 발과 다리가 많이 부었지만, 항암치료를 받으며 겪었던 울렁거림이나 부종에 비하면 애교 수준이라 무난하게 잘 지나갈 수 있었다. 인생에 도움이 되지 않는 경험이란 없나 보다. 임신이라는 걸 안 순간부터 분만 직전까지 건강한 임신 유지와 분만을 위해 규칙적으로 운동을 했고, 감사하게도 도담이는 열 달 동안 건강히 잘 지내다 세상에 나왔다.

도담이가 세상에 나오는 날, 옆 분만실에서는 외과 전공의로 내 유방암 수술에 참여했던 선생님이 아이를 분만했다. 그리고 우연히 병원 근처 조리원에도 같이 들어갔다. 세상 인연이란 참 신기하다. 그렇게 소중하게 엄마 아빠를 찾아온 도담이는 양가의 첫 손주로 사랑을 듬뿍 받으며 자라 이제 일곱 살이 되었고, 건강하고 씩씩한 개구쟁이 아들로 무럭무럭 잘 크고 있다.

아주 나중에 전해들은 거지만, 내 결혼과 임신을 두고 '이기적'이라고 생각했던 이들도 있었다. 나 또한 그런 마음이 왜 없었겠는가. 심지어 결혼식을 하고도 법적으로 '혼인 상태'를 유지하는 것은 또 다른 일이다 싶어, 남편에게 이런저런 핑계를 대며 혼인신고를 미루기까지 했다. 그러다가 결혼 1년쯤 지난 어느 날, 남편 손에 끌려 구청에 가서 혼인신고서를 내밀었다. 여러모로 참 고마운 남편이다.

09

수현 │ **암 환자의 성과 사랑**

자신감과 자존감을 가지세요

미혼의 젊은 유방암 환자들에게
꼭 하고 싶은 말. "사랑과 연애,
모두 잘할 수 있습니다."
4명의 여성들의 사랑과 일, 우정을
다룬 미국 드라마가 있다.
〈섹스 앤 더 시티 *Sex and the City* 〉.
이 드라마는 제목처럼 성이라는
주제가 아주 솔직하고 '쿨'하게
표현되기 때문에 미국은 물론
우리나라에서도 한동안 큰 인기를
끌었다. 사실 이 드라마에 대해
처음 들었던 2000년대 초반만 해도
제목부터 너무 선정적인 것 아닌가
하는 생각을 잠깐 했는데, 어느새
나도 우리 사회도 분위기가 많이
자유로워진 것 같다.

시즌 6의 에피소드 중에는 여주인공 넷 중 하나인 사만다가 유방암에 걸려 수술하고 항암치료를 받는 이야기가 나온다. 화려한 외모에 남자들에게 인기도 많았던 사만다는 자신이 유방암에 걸렸다는 사실을 친구들과 주위 사람들에게 알리며 자신의 병과 슬픔을 공개하고 위로받기를 택한다. 항암치료 때문에 머리카락이 빠지자 가발을 선물 받고 좋아하던 모습, 평소 자신의 몸매를 무척이나 자랑스러워하던 그녀가 부분 절제술로 유방을 보존하고는 만족해하는 모습이 특히 인상적이었다. 약간 '짝짝이' 유방이 되었지만, 그녀는 아주 만족스러워 했다.

또 다른 주인공인 미란다 역을 연기했던 신시아 닉슨이라는 배우는 실제로 2006년 5월에 유방암 진단을 받았지만 투병 사실을 숨긴 채 계속 드라마에 출연했다는 사실이 나중에 알려졌다. 그녀는 촬영 일정을 맞추기 위해 수술도 일요일에 받았다고 한다. 그녀는 자신의 상태를 사람들에게 알리지 않은 채 투병을 했고, 치료를 다 마친 2년 뒤에야 이런 사실을 공개했다. 병원에서까지 파파라치의 시달림을 받고 싶지 않았고, 쓸데없는 가십에 휘말려 마음의 평정을 잃고 싶지 않았기 때문이라는 것이 인터넷에서 확인할 수 있는 그녀의 심정이었다.

미혼의 20대 유방암 환자, 그것도 3기 환자의 결혼

의사가 환자의 결혼이나 임신을 주제로 글을 쓰는 것이 적절할까 싶다. 매우 개인적이고 사람마다 생각도 다르고, 때로는 비밀스러운 이야기가 될 수도 있는 주제이기 때문이다. 종양내과 의사로서 언급할 수 있는 내용을 넘어서는 것 같다.

그럼에도 불구하고 나는 3기b 단계로 삼중 음성 유방암을 진단받은 경희가 항암치료를 하고 수술을 마쳤을 때 병리학적 완전 관해가 오지 않았기 때문에 경희의 결혼과 임신에 주치의 이상의 관심을 보였다. 수술 전 항암치료의 효과가 좋아서 병리학적 완전 관해가 오면 수술 후 재발 가능성이 매우 낮아서 남들 하는 대로 지내라고 했을 것이다.

젊은 경희는 치료를 마치고 얼마 되지 않아 결혼했다. 그때 나는 분명하게 말했다. 3년 안으로는 임신하지 말라고. 그건 의사로 하는 말이라기보다 친언니의 심정이 담긴 당부에 가까웠다. '만약 아이를 낳았는데 유방암이 재발하면 어떻게 하지?' 통상적으로 삼중 음성 유방암의 재발은 3년 이내에 발생하는 경우가 많기 때문에 나는 최소한 이 기간은 지켜봐야 한다고 생각했다. 생각해보면 한 개인의 인생에 내가 과하게 개입한 셈이다. 정작 경희는 나의 이런 말에 별로 신경을 쓰지 않았는지 잘 기억하지 못하는 것 같다.

미혼의 20대 유방암 환자, 그것도 3기의 환자가 결혼을 한다니, 유방암 환자 커뮤니티가 들썩인 모양이다. 다른 병원에서 유방암을 진료하시는 선생님도 당신 환자로부터 경희의 결혼 소식을 들었다며 아는 척을 하셨다. 많은 미혼의 유방암 환자들이 경희의 소식에 바짝 귀를 기울이고 있었다. 경희는 유방전 절제술을 하고도 복원수술을 하지 않았으며, 그 상태로 그대로 결혼하고 몇 년 후 아들을 낳았다. 유방암 치료를 하고도 멋진 남자와 결혼을 하고 아들을 낳고 세브란스병원 교수가 된 것 자체가 젊은 유방암 환자들에게는 영웅담 같은 이야기였다. 그들은 나도 저렇게 잘 이겨낼 수 있으며, 유방암 치료를 하고도 잘살 수 있다는 희망을 갖고 싶었던 것이다. 경희는 그들 사이에서 희망의 아이콘으로 자리를 잡은 것 같았다.

경희가 임신했을 때는 마침 치료를 마치고 3년의 시점을 지나고 있을 때라, 나는 내심 다행이라고 생각했다. 경희에게는 "어디서 봤는지 출처가 정확하지는 않지만, happy mother theory라는 게 있어서 임신을 하면 행복한 호르몬이 나오면서 유방암의 재발 위험이 감소한다"는 이야기로 축복의 메시지를 대신했다.

외형적인 문제보다 더 중요한 환자의 자신감

암 환자들의 성과 사랑 문제는 아직까지 의학적, 사회적으로 보편적으로 다루어지는 주제는 아니다. 암이라는 치명적인 위협 속에서 수술, 항암치료, 방사선치료 그 모든 과정이 문제없이 잘 마무리되고 신체의 건강이 회복될 수 있도록 최선의 노력을 다해야 하는 것은 당연히 환자에게 가장 중요한 일이다. 그리고 재발 여부를 모니터링하면서 최소 5년에서 10년은 경계심을 늦출 수 없다. 그렇기 때문에 성이나 사랑에 관한 문제는 마치 사치스러운 고민처럼 느껴지는 것이 일반적인 정서일 것이다.

그러나 암 치료를 받았다고 사랑하지 말란 법, 사랑하지 못하란 법 있겠는가? 특히 젊은 환자들일수록 성과 사랑의 문제는 존재의 안정감과 밀접하게 연결되어 있다. 그것이 육체적이든 그렇지 않든 말이다. 사랑하는 사람이 치료 과정 가운데 함께 있어주면서 어려움을 적극적으로 공감해주고 심리적으로 지지해줄 때 환자들은 통증이나 구토감, 피로감 등을 훨씬 덜 느끼고 치료를 더 잘 견딜 수 있다. 심지어 사회적, 심리적 지지를 더 많이 받은 환자가 전체 생존율도 좋다는 연구가 있을 정도다. 상식적으로 생각해도 당연한 일이다.

유방암 환자들은 치료를 마친 후에도 여러 어려운 일들에 직면하게 된다. 여성에게 유방이라는 신체 기관이 갖는 상징적인 의미를 고려할 때, 유방절제술은 대장암 환자가 장절제술을 받는 것이나 폐암 환자가 폐절제술을 받는 것과는 질적으로 다른 의미를 갖는다. 유방절제술이냐 보존술이냐에 따라 외형의 차이가 크겠지만, 정작 환자 입장에서는 자신의 외모에 자신 없어진다는 면에서 마찬가지일 수 있다. 옷맵시도 잘 살지 않고, 대중목욕탕이나 수영장에 가는 것도 꺼려진다. 아마도 가장 큰 부담은 사랑하는 사람에게 자기 자신을 부끄러움 없이 보여줄 수 있느냐의 문제일 것이다.

다행히 유방성형술이 많이 발전했기 때문에 외형적으로 유방을 예쁘게 복원하면 많은 문제가 해결될 수 있다. 유방복원술은 암수술 직후에 하는 경우도 있고, 어느 정도 시간이 흐른 후 국소적 재발 가능성이 감소했다고 생각되는 시점에 시행하기도 한다.

그러나 외형적인 문제보다 더 중요한 것은 환자의 자신감이다. 스스로 '신체적 결함이 있고 재발 가능성이 있는 암 환자'라는 생각 때문에 자신감과 자존감을 상실하게 되면, 제대로 사랑할 수 없고 멋진 남자를 만날 수도 없다. 그렇게 내면세계가 어둡고 무거운 여자를 어떤 남자가 사랑하고 싶겠는가. 스스로의 내면을 건강하고 밝은 마음으로 채울 때 멋진 연애, 진짜 사랑을 할 수 있는 것이다. 내가 비록 정신과 의사는 아니지만 이것만큼은 장담할 수 있을 것 같다.

유방암을 겪은 아내는 이전과 다르다

유방암 환자의 남편들에게 꼭 하고 싶은 말이 있다. "조금 더 오랫동안 아내를 아껴주세요."

사랑이라는 감정도 밋밋해지고, 아이들 키우느라 돈 버느라 평범한 대한민국 국민으로 살아가기에도 바빴던 평범한 일상에서 맞닥뜨린 아내의 유방암 진단은 그야말로 '마른하늘에 날벼락'이다. 남편은 그동안 많이 사랑해주지 못한 것이 미안해서 치료 기간 내내 극진한 사랑을 표현한다. 아내가 수술받고 병원에 입원해 있는 동안, 계속 병원에서 출퇴근을 하며 병상을 지킨다. 항암치료와 방사선치료를 받을 때마다 시간을 맞춰 병원에 데려다주고 집으로 데리고 온다. 집안 청소도 열심히 하고, 어색하지만 부엌살림에도 손을 대본다.

시간이 흘러 치료가 끝났다. 이제 아내는 기운은 좀 없어 보여도 많이 좋아진 것 같다. 이때쯤 남편들은 한숨 돌린다. 그렇지만 기억하시라. 당신의 아내는 이제부터 훨씬 더 힘들어하게 된다는 사실을.

자신에게 부여된 엄마로서, 또 아내로서의 역할은 예전과 똑같이 그대로인데, 정작 치료를 마친 지금 몸과 마음은 예전 같지 않아 더 큰 절망감을 느끼게 된다. 유방암을 수술한 쪽의 팔은 수술 후 수년간 림프부종이 생겼다 없어지기를 반복하기 때문에, 그쪽 팔을 무리해서 쓰면 영락없이 다음 날 퉁퉁 붓는다. 게다가 부기가 빠지는 데는 꽤 오랜 시간이 걸린다. 그러니 설거지, 청소, 물건 운반하기 등 아주 사소한 동작에도 림프부종이 악화되고 팔이 아프기 십상이다. 그렇게 통증을 느끼는 순간순간, 당신의 아내는 여전히 암으로부터 자유롭지 못하다는 사실을 기억해주길 바란다.

항암치료 중 사용했던 약의 효과가 상당 기간 뇌에 남아 있고 호르몬에도 영향을 미치기 때문에 아내는 감정 기복도 심할 것이고, 쉽게 우울해질 가능성이 높다. 암 치료를 하느라 가계 경제에도 무리가 생겼다. 딱 부러지게 살림 잘하고 애들 교육 잘하는 아무진 아내이자 엄마였는데, 자꾸 우울해지고 애들에게도 예전처럼 신경을 제대로 못 쓰는 것 같아서 아내는 여전히 괴롭다. 마음속으로 아이들과 남편에게 미안한 마음이 크다. 그러나 아직 예전처럼 활력 있고 생기 있게 일하기는 힘든 상태다.

그러므로 남편들이여, 조금만 더 오래, 조금 더 섬세하게 아내에게 신경을 써주기를 부탁드린다. 부인은 힘들고 지쳐도 자신의 병 때문에 남편과 아이들이 더 고생하고 있다는 사실이 미안해서 제대로 표현하지 못한다. 부인이 짜증을 내고 우울해한다면, 아직은 좀 더 배려와 사랑이 필요하다는 신호를 보내는 것이다. 남편의 사랑과 배려만큼 아내에게 힘이 되는 건 없다. 치료 기간 중에, 혹은 치료 후 외래에 왔을 때 눈물을 보이는 기혼의 유방암 환자들은 모두 남편의 사랑을 바라고 있었다.

암 치료 후 임신과 출산

미혼이거나 아직 출산을 마치지 않은 유방암 환자들은 치료 중에도 임신에 대한 고민을 하게 된다. 나 또한 경희가 유방암을 진단받았다는 사실을 처음 안 순간, 항암치료 중 난소의 기능 보존을 위한 항호르몬치료를 해야 하는지 고민했다. 모든 항암제는 생식기관의 기능을 억제하고 교란시킬 수 있어서, 치료 후 배란 장애가 초래되거나 출산에 영향을 미칠 가능성이 높기 때문이다. 젊은 남성 환자들의 경우에는 항암치료나 방사선치료 전에 정자를 모으고 보관하는 일이 그리 어렵지 않다. 그러나 젊은 여성 환자에서 난자를 채취하고 보관하는 일은 기술적으로 어려움이 많다. 항암치료를 하는 동안 황체유리호르몬 촉진제LHRH agonist를 투여함으로써 난소를 보존하는 항호르몬치료를 할 수 있지만, 최근의 임상연구 데이터가 불충분하고 이점에 대한 논란도 있어서 아직까지 보편적으로 시행되지는 않고 있다.

유방암 항암치료에 사용되는 독소루비신이나 사이클로포스파마이드와 같은 약제는 난소의 기능을 억제해 항암치료 기간에는 거의 생리를 하지 않고, 치료가 끝난 후에도 한동안 원래 주기대로 생리를 하지 못하는 경우가 많다. 그래도 40세 이하의 젊은 여성들은 치료를 마치고 시간이 흐르면 정상적인 생식기능을 되찾을 확률이 높다. 그러나 45세 전후의 폐경기에 근접한 여성이라면 항암치료를 마친 후에도 생리가 돌아오지 않을 수 있다고 설명한다.

이미 결혼해 출산을 한 환자들은 이에 크게 개의치 않는 반면, 미혼이거나 결혼은 했지만 아직 아이가 없는 젊은 여성의 경우에는 문제가 다르다. 실제로 항암치료는 난소기능을 저해해 임신에 영향을 미칠 가능성이 있다. 그래서 유방암 항암치료 때문에 불임이 될 가능성이 없냐고 묻는다면, "없다고 말할 수는 없다"라는 애매모호한 답을 할 수밖에 없다. "시간이 지나면 정상적으로 생리를 할 가능성이 높고, 그러면 임신을 할 수 있습니다"라고 부연 설명을 하지만, 그렇지 않을 가능성도 있는 것이다. 통계적으로도 항암치료를 받지 않은 사람에 비해 불임 가능성이 높은 것은 사실이다. 어찌 보면 이후의 일은 하늘에 맡기고 치료를 시작하는 셈이다. 이 또한 의사들이 앞으로 꾸준히 연구해야 할 중요한 주제다.

10

경희 ┃ **암 환자의 생존법**

산 넘어, 다시 나타난 산

치료가 끝나면 다 괜찮을 줄 알았다.
배 속의 위장관도 아닌 피부 바로 밑에
있는 유방을 절제했을 뿐이고, 가만히
누워 있기만 하면 되는 방사선치료를
30번 받았을 뿐이다.
친구들도, 선생님들도 다 괜찮다고 했다.
주변 사람들 모두 이제 죽음의 고비를
넘긴 셈이니 일상생활의 작은 불편쯤은
환자로서 적당히 감수하고 살아야
한다고 생각하는 듯했다.
하지만 치료를 끝내고도 나는 절대로
유방암 이전과 같은 삶을 살아갈 수
없을 것 같았다. 그나마 좀 희망적으로
생각하자면, 새롭게 적응하는 데 꽤 오랜
시간이 걸릴 것 같았다.

난 추운 겨울에 노천 온천에서 목욕하는 걸 좋아한다. 차가운 바람을 맞으며 뜨뜻한 물에 몸을 녹이는 느낌이란! 거기에 눈송이까지 흩날리는 행운이 따른다면 낙원이 따로 없다.

하지만 꽤 오랫동안 나는 그런 여유를 누릴 용기를 내지 못했다. 수영복 입고 들어가는 온천도 많은데 무슨 상관이냐고 생각할지 모르겠지만, 탈의실에 들어가서 옷을 벗고 샤워를 하고 수영복을 입는 것도 상당한 용기가 필요했다. 정말 무서운 건 아이들의 순진한 시선이었다. 호기심 많은 꼬맹이들은 부모님께 주의를 받기 전까지 정말 빤히 쳐다본다. 마치 "엄마, 저 아줌마는 가슴이 왜 저래?"라고 물어볼 것만 같은 시선으로.

이전으로 돌아가려면 시간이 필요하다

방사선치료를 받을 무렵, 집 근처에 있는 수영장이 딸린 헬스클럽을 다닌 적이 있다. 비록 한 달 만에 끝났지만. 탈의실은 늘 수영 강습을 받는 아이들로 북적거렸는데, 그 아이들은 내 짧은 머리를 참 호기심 어린 눈길로 쳐다보곤 했다. 다른 사람들과 좀 '다르다'는 이유였을 것이다. 그래서 옷을 갈아입기가 참 힘들었다. 내가 옷을 벗었을 때 아이들의 반응을 상상할 수 있었기 때문이다. 결국 나는 집에서 운동복을 입고 와서 운동을 했고, 운동을 마친 다음에는 집에 가서 샤워를 했다.

"죄를 지은 것도 아닌데 왜 당당하지 못하냐?"고 물어본다면,

바로 사람들의 시선 때문이라고 말하고 싶다. 호기심의 시선, 그리고 동정의 시선…. 그런 시선을 아무렇지도 않게, 당당하게 받아들이려면 얼마나 더 시간이 흘러야 할까?

사람들의 시선에서 벗어나려면 유방 재건수술을 받으면 된다. 말은 쉽다. 나도 치료를 받는 동안에는 '글래머러스한 여자로 거듭 태어날 수 있는 기회'라고 생각하며 위안하기도 했다.

그런데 생각이 달라졌다. 원래 있던 유방을 절제하면서 생긴 신체적 불편도 큰데, 여기에 다른 인공보조물을 넣고 배나 등의 피부를 이용해 유방 재건수술까지 받는다고 생각하니 끔찍했다. 결국 유방 재건수술은 받지 않기로 마음을 정했다. 암 수술 전에는 5년이 지나도 암이 재발하지 않는다면 5년이 되는 해에 기념으로 재건수술을 받으리라 생각했지만, 수술과 방사선치료를 끝내고 나니 재건수술까지 받을 자신이 없어졌다.

암 수술 직후에는 생각보다 통증이 없었다. 수술 당일 말고는 진통제도 필요 없을 만큼, 수술 자체의 통증은 거의 없었다. 하지만 아주 평범하고도 일상적인 하루를 보내기까지는 시간이 오래 걸렸다.

화장실에 가서 끈으로 묶는 방식의 환자복 바지를 내리고 올리는 일, 비누로 손바닥을 비벼 손을 씻는 일, 침상에서 앉고 일어나는 일을 제대로 하는 데만 일주일이 걸렸다. 차 운전석에 앉아 뒷좌석에 있는 물건을 집거나 키 높이의 선반에서 물건을 꺼내는 일을 하기까지는 한 달 가까운 시간이 걸렸다.

그나마 참 다행이라고 생각하는 점은 왼쪽 가슴을 수술한 내가 오른손잡이라는 사실이다. 만약 오른쪽 가슴을 수술했더라면, 난 아마 지금쯤 분명 양손잡이가 되어 있을 것이다.

게다가 헤모백을 차야 했던 2주 동안, 왼쪽 어깨가 앞으로 구부정해졌다. 그리고 나도 모르게 자꾸 왼손을 배 앞쪽에 놓게 되었다. 마치 왼쪽 가슴의 수술 부위를 방어하려는 무의식적 표현처럼 말이다. 겨드랑이 림프절을 절제한 후유증으로 팔의 감각이 둔해져서 마치 남의 팔을 만지는 느낌이 들어 깜짝 놀라기도 했다. 다행히 서서히 감각이 돌아오기 시작했다. 여러 감각 중 통각이 가장 먼저 돌아와서, 수술 후 3개월 정도는 팔과 가슴이 가끔씩 찌릿찌릿 아프곤 했다.

탁소텔로 항암치료를 받은 후에는 전신 부종이 생겨 몸무게도 늘었고, 며칠간 전신 근육통이 생겨 운동량이 급격히 줄어들기도 했다. 이후 수술과 방사선치료 때문에 운동량은 점점 더 줄어들 수밖에 없었다. 그러다 보니 아주 서서히 내 몸의 운동 능력이 떨어졌다.

그렇게 6개월쯤 지나고 보니 지하철 계단을 한 번에 올라가는 일도 힘들어졌다. 초등학교 때는 수영선수 해도 되겠다는 말을 들을 정도로 수영을 잘했고, 중학교 때는 운동회 때마다 계주 선수를 할 정도로 운동에 자신 있었던 내가, 대학에 들어와서도 꾸준히 헬스클럽을 다니며 운동을 게을리하지 않았던 내가 그렇게 바뀐 것이다.

당혹스러운 좌절감

치료가 끝난 후 마음을 먹고 본격적으로 운동을 시작했다. 그런데 막상 운동을 해보니 내 몸이 예전과는 정말 많이 달라졌다는 것을 실감할 수 있었다. 고작 15분 달리는 것도 힘들었고, 웨이트 훈련을 할 땐 이전에 들었던 무게의 삼분의 일도 안 되는 무게도 힘이 들어 쩔쩔맸다. 예전과 다른 내 몸을 알게 될 때의 좌절감이란…. 그땐 나이가 젊으니 좌절감도 더 컸다. '아무리 암 치료를 받았다지만 이제 겨우 스물아홉인데, 내가 이렇게까지 허약해지다니….'

꾸준히 운동을 했지만, 내가 할 수 있는 운동 범위는 꽤 오랫동안 제한되었다. 사람 몸이라는 게 참 유기적으로 연결되어 있어서, 수술과 직접 관련이 있는 팔, 가슴, 어깨뿐만 아니라 등이나 목의 근육들까지 예전처럼 부드럽고 튼튼하게 돌아가는 데는 많은 노력이 필요했다.

움직이는 것뿐만 아니라 내 몸을 느끼는 것도 많이 달라졌다. 방사선치료를 위해 표시했던 선이 지워졌는데도 피부를 보면 방사선치료의 구획을 구별할 수 있다. 피부색이 달라졌기 때문이다. 가슴근육을 만져보면 마치 질긴 육포를 만지는 것처럼 느껴졌다. 토실토실하지도 않고, 비쩍 말라 질기기만 한 맛없는 육포처럼. 다행히 재활치료로 많이 부드러워지긴 했지만, 방사선치료를 받지 않은 쪽 가슴팍처럼 돌아가는 데는 꽤 오랜 시간이 걸렸다.

겨드랑이 림프절 절제로 주변의 지방조직들까지 없어져서, 겨드랑이에 손을 대면 이제 갈비뼈가 만져진다. 가슴에 손을 대봐도 말랑말랑한 살보다는 딱딱한 갈비뼈가 느껴지고, 심지어는 심장 뛰는 것이 눈으로 보일 정도다. '이가 없으면 잇몸'이라고 하는데, 유방조직이 없으니 가슴근육이라도 발달시켜야겠다는 생각을 했다.

이것 말고도 유방암 치료를 받고 나니 불편한 점이 한두 가지가 아니었다. 그리고 그 불편을 없애기 위해서 꼭 필요한 물건들을 구하는 것도 쉽지 않았다.

예를 들어 진단을 받고 치료를 했던 2009년에는 좋아하는 수영을 하고 싶어서 한쪽 가슴을 절제했다는 것이 표가 나지 않게 잘 커버해줄 수 있는 수영복을 사고 싶었지만, 맘에 드는 것을 찾을 수가 없었다. 그런 상품이 전혀 없는 것은 아니었다. 하지만 선택의 폭이 너무 좁았다. 품생품사라는데, '구린' 디자인의 수영복은 진심 입고 싶지 않았다. 집에서 브래지어를 아예 안 하고 있으려니 뭔가 불편하고 좀 민망하기도 해서 캐미솔 같은 것을 구하고 싶은데, 이 역시 적당한 제품을 찾기 힘들었다.

나중에 인터넷 검색을 하면서 알게 된 건데, 우리나라에서는 아예 찾을 수 없거나 한두 종류뿐인 아이템들이 미국에서는 다양하게 판매되고 있었다. 사실 우리나라에는 유방암 환자를 위한 수영복이나 속옷을 파는 곳이 아예 없다고 해도 과언이 아니다. 그런데 외국, 특히 미국에는 유방절제술을 받은 환자를 위한 가게^{mastectomy shop}가 따로 있었다.

그곳에서는 브래지어, 캐미솔, 나이트가운, 수영복, 심지어 비키니 수영복까지 아주 다양한 상품을 팔았다. 더불어 수술 직후 옷을 입고 벗기 힘들 때 쉽게 입을 수 있는 다양한 디자인의 옷들도 많고(나는 그게 어려워서 병원의 환자복을 훔쳐오지 않았던가!), 유방암 환자들을 위한 제품을 디자인하는 전문 디자이너까지 있는 것 같다. 단 10분의 '구글링^{googling}'으로 우리나라에는 없는 수많은 제품들을 만날 수 있었다. 한때는 그 가게에서 쇼핑을 하고 싶어 미국에 가고 싶다는 생각까지 할 정도였다. 난생처음으로 미국 사람이 부러웠다. 앞으로도 살다 보면 생각지도 못한 불편하고도 성가신 일들이 많이 생기겠지?

복직을 앞두고 걱정과 불안 사이

시간이 흘러 복직이 다가오고 있었다. 레지던트 1년 차를 마치고 정확히 1년을 쉬었으니 2년 차부터 새로 시작하면 되었다. 나는 마음속으로 '하나님, 감사합니다'라고 외쳤다. 젊어서 아픈 게 서럽기는 하지만, 그래도 난 직원 할인 덕분에 돈 걱정 없이 치료받을 수 있으니 다행이고, 의사 친구들이 많으니 든든하고, 후배라고 더 신경 써주시는 선생님들이 있고, 내가 밥 챙겨주고 출근 준비 시켜줘야 할 딸린 식구 없으니 다행이고, 다른 환자들보다 젊어서 더 잘 견디고 있으니 다행이고, 시간이 많으니 사소한 것 하나하나 다 감동스러워 행복하고, 1년 동안 백조 생활을 했지만 돌아갈 직장까지 있으니, 이 얼마나 감사한 일인가.

하지만 늘 이렇게 마음이 평화로운 것은 아니었다. 가끔씩, 전혀 다른 종류의 걱정들이 밀려오며 마음이 불편해졌다. 특히 다시 내과 레지던트 생활을 시작할 생각을 하면, 가슴에 큼지막한 돌덩어리 하나가 턱 하니 놓이는 느낌이었다. '내 책상을 빼버리지는 않았을까' 하는 걱정 없이, 마음 놓고 치료받고 충분히 쉬다가 돌아갈 직장이 있다는 것만으로도 너무나 큰 축복이고 감사한 일이라는 것을 아주 잘 알면서도, 다시 예전처럼 일할 수 있을까 하는 두려움이 워낙 커서 그런 소중한 마음들을 자꾸 잊게 됐다. 솔직히 좀 더 편한 다른 일을 택해야 하는 건 아닐까 하는 생각을 수도 없이 했다. 몸이 힘드니까 자꾸 그런 생각이 든 것도 사실이지만, 단순히 그 이유만은 아니었다. '혹시 인턴과 1년 차 레지던트 생활을 하면서 육체적으로 정신적으로 힘들어서 유방암이 생긴 건 아닐까? 다시 그렇게 일하다가 재발하거나 전이가 되면 어떻게 하지?' 하는 두려움 때문이었다.

다른 과도 비슷하지만, 내과는 특히 중환자들이 많고 고작 한두 시간 사이에 환자 목숨이 왔다 갔다 하는 위중한 상황이 종종 발생할 수 있다. 그래서 1년에 2주일 휴가를 빼고는 일요일도 빠짐없이 매일 출근해야 한다(그나마 지금은 전공의 법이 통과돼서 형편이 나아졌지만, 휴가가 1년에 2주로 늘어난 것도 겨우 10년이 좀 넘었을 뿐이고 그전에는 딱 일주일이었다). 생리휴가나 월차 같은 건 꿈도 꿀 수 없다.

1년 차 때는 1년 내내 이틀에 한 번 당직을 섰으니, 48시간을 꼬박 일했던 적도 꽤 많았다. 2년 차가 되면 당직하는 날은 좀 줄어들지만 책임져야 할 일은 더 늘어나서 마음의 부담은 거의 줄어들지 않는다. '과연 앞으로 3년 동안, 거의 쉬는 날도 없이, 수시로 당직을 서면서, 이런저런 스트레스를 받으며 레지던트로 일할 수 있을까?'

사실 친구들과 선생님들도 섣불리 돌아오라고 말하지 않았다. 그저 복직은 언제 할 거냐고 물어볼 뿐이었다. 나는 레지던트 1년 차가 거의 끝나가던 무렵에 손을 놓았다. 모든 게 서툴렀던 1년 차 초와는 달리 제법 어려운 술기에도 꽤 익숙해졌을 때였다. 다시 1년이라는 시간이 흘러 복직을 앞두니, 예전처럼 잘할 수 있을까 하는 걱정도 사라지지 않았다.

1년 가까이 치료 과정을 겪다 보니, 내 정체성이 의사보다는 환자에 더 가까워진 느낌이었다. 외래에 가서 그간 있었던 증상들을 이야기할 때면 내가 의사인데도 의학 용어가 잘 생각나지 않았고, 기본적인 내과 지식들도 얼른 떠오르지 않을 때가 있었다. 외래 진료실에서 그동안 잘 지냈냐는 교수님의 질문에 예전 같으면 "Asthenia(무기력증을 뜻하는 의학 용어) 때문에 힘들었어요"라고 대답했을 것을 "기력이 없고 너무 피곤해서 힘들었어요"라고 말하는 식이었다. 수술하는 과라면 몸에 밴 기술이라도 있을 텐데, 말로 먹고산다는 내과의사가 교수님께 내 몸 상태도 제대로 전달하지 못하면서 환자들의 상태를 잘 전달할 수 있으려나 마음 한가득 걱정과 불안이 차올랐다.

동기들과 이야기해보면 몇 달 안 지난 것 같은데, 그새 바뀐 가이드라인도 많고 병원의 체계도 많이 달라졌다. 새로 오신 교수님들도 있었다. 다시 이런 모든 일에 적응해야 한다고 생각하니 막막하기 짝이 없었다. 차라리 당직 없이 좀 편하게 지낼 수 있는 다른 과로 진로를 변경해야 하는 건가 싶기도 했다.

숨길 수 없는 재발의 공포

그러나 더 솔직히 이야기하자면, 복직을 망설인 진짜 이유는 따로 있었다. 그건 바로 재발의 두려움이었다. 내가 진단받은 삼중 음성 유방암은 다른 타입에 비해 조기 재발 가능성이 높아서 더 두려웠다.

처음 유방암 3기로 진단을 받았을 때 교수님이 "그래도 다른 장기에 전이가 없으니 다행이네요"라고 말씀하셨다. 그 말은 너무 당연한 얘기였고, 나였어도 환자에게 그렇게 말했을 것이다. 그런데 그때는 그 말이 그렇게 서운할 수 없었다. '아니 이 나이에 유방암 3기 진단을 받았는데, 4기가 아니라서 다행이라고요? 선생님 딸이었어도 그렇게 얘기할 수 있으세요?' 그 말이 목구멍까지 올라왔다.

유방암, 굿바이

침상에 붙어 있는 내 이름표에 적힌 '만 26세'라는 글자를 볼 때마다 눈물이 날 것 같았다. '나에게 서른 살은 올까?' 그 생각을 수도 없이 했다. 조기 발견을 하지 못했다는 점은 여전히 후회되는 일이고, 가끔 여러 걱정을 안고 잠드는 날엔 재발하는 악몽에 시달렸다. 젊은 나이에 유방 재건수술을 하지 않았던 것도 재발에 대한 두려움, 정말 만에 하나 재발한다면 그때는 조기에 발견하고 싶다는 생각 때문이었다.

외과 선생님도 나와 같은 생각이었던 건지 20대에 미혼이었던 나에게 유방 재건수술은 시간이 지난 후로 미루자고 하셨다. 유방 재건수술에 대한 교수님의 생각이 나와 같다는 점에서 다행이라고 느꼈지만, 한편으론 환자 입장에서 내심 섭섭하고 가슴이 무거워졌던 것도 사실이다.

혹시나 다시 수련을 받는 과정에서 재발이라도 하면 어떻게 하나, 이제 더 이상 효과를 기대하고 쓸 만한 항암제도 없다는 삼중 음성 유방암이라는데. 그냥 쉬면서 하고 싶은 거 하고, 보고 싶은 거 보고, 먹고 싶은 거 먹는 게 좋은 거 아닐까 하는 '막가파' 심정도 들었다. 2~3년만 조기 재발 없이 무사히 넘기면 오래 살 수 있다는데, 차라리 그동안 공기 좋고 물 좋은 곳에서 스트레스 없이 살아볼까 하는 생각도 해봤다.

복직을 하면 이제 수많은 암 환자들을 진료해야 하는데, 그 사람들을 어떤 마음으로 대면해야 할지 마음을 잡을 수가 없었다. 예전보다 훨씬 더 많이 감정이입이 돼서 환자들의 일이 남 일 같

지 않을 텐데, 그렇다고 소소한 것 하나까지 일일이 챙겨주면서
는 제대로 된 의사 생활을 할 수 없을 테고…. 그러다 보면 결국
환자들을 만나는 일이 예전보다 더 부담스럽고 신경 쓰이는 일
이 될 것은 확실했다. 혹시라도 말이 안 통하는 막무가내 환자나
보호자를 만나면, "나도 암 환자"라고, "그러니 당신들도 날 믿고
하자는 대로 따라오라"고 그렇게 확 말해버릴 것만 같았다.

'복직 후 병원에서 맞닥뜨릴지도 모르는 수많은 일들에 어떤
방어기제를 작동시켜야 할까?' 치료받는 동안 몸이 힘들다는
이유로 미뤄두었던 일들에 대해 한참 생각해봤다. 나를 돌아보
기란 참 힘들지만 꼭 필요한 일이다. 다른 이들은 경험하지 못
한 힘든 과정을 겪은 사람으로서, 이렇게 힘들었던 시간들이
조금이라도 내 인생에, 그리고 다른 사람의 인생에 도움이 되
었으면 하는 모범생의 마음일지도 모르겠다. 시험을 보고 틀린
문제만을 모아 오답노트를 만들어 분석하면서 다시는 같은 문
제를 틀리지 않으려는 그런 모범생의 마인드 말이다. 그래도
나에게 이런 시련의 시간이 온 건 더 좋은 의사가 되라는 하늘
의 뜻이라는 것에 가장 큰 점수를 주기로 했다.

사실 복직은 누구랑 상의해서 될 문제도 아니고, 오로지 내가
결정하고 책임져야 하는 문제였던 것 같다. 치료받는 내내 그
모든 것을 겪으며 몸과 마음이 힘들었는데, 치료가 끝난 후에
도 또 다른 어려움이 남아 있었다. 그 모든 어려움들을 극복하
고 헤쳐나가는 것도 결국 나 스스로의 몫이구나 싶었다.

암 치료를 받으며 스물한 살 때 급성 골수성 백혈병을 진단받았던 친구가 생각났다. 그는 대학 1학년 1학기만 마친 후 입대해 군 복무를 하던 중에 진단을 받았고, 다행히 완치 판정을 받았다. 복직을 앞두고, 당시 스물다섯이 된 그를 만났다. 주변 친구들 중 상당수는 이미 대학을 졸업하고 취직까지 했는데, 그 친구는 곧 대학 1학년으로 복학할 계획을 갖고 있었다.

그는 불안해 보였다. 이미 다른 사람들보다 뒤처진 상태라는 불안감도 있고, 과연 건강하지 않은 몸으로 치열하게 사회생활을 할 수 있을지에 대한 걱정도 큰 듯했다. 낙관적이고 희망적인 태도로 인생의 파고에 대처하기엔 몸과 마음이 너무 약해져버린 것이다. 친구들과의 관계도 힘들기는 마찬가지였다. 막 졸업하고 험난한 취업의 세계에 몸담은 친구들은 이 친구에게 할애할 시간이 그다지 많지 않은 듯했다.

우리 사회에는 나나 이 친구 같은 사람들을 도와주는 곳이 그 어디에도 없는 것 같아 외로웠다. 그저 혼자서 묵묵히 헤쳐나가거나, 아니면 조용히 사회에서 고립되거나. 안타까운 현실에 차마 "다 잘될 거야"라는 말조차 해주지 못했다. 그런 근거 없는 희망적 조언이 오히려 더 칼이 될 수 있다는 걸 알기 때문이었다.

직장으로의 복귀

모든 치료가 끝나고 3월 복직(병원과 학교는 3월을 기준으로 인사이동이 있다)까지 몇 달간 회복기를 가지면서 복직에 대한 이런저런 생각이 참 많았다. 내과 2년 차 전공의로 복귀해야 하는데, 2~3일에 한 번꼴로 당직을 서고 주로 암 환자를 만나는 일을 과연 할 수 있을지, 할 수 있더라도 그 선택이 내 인생에서 옳은 선택일지 고민이 많았다. 내과와 비슷하지만 수련과정이 짧고(지금은 내과도 3년 수련이지만, 그때는 내과는 4년, 가정의학과는 3년 수련이었다) 급성기 암 환자 진료를 보지 않는 가정의학과로 전공을 바꿀 수 있는지도 알아보았다. 아직 머리카락도 채 다 자라지 않았는데, 1년을 더 쉬고 복직을 할까도 고민해봤다. 의사 면허는 있으니 아예 환자 진료를 보지 않는 다른 진로도 생각해봤지만, 막상 주변에는 그런 의사가 많지 않아 혼자만의 고민으로 끝났다.

여러 사람들의 의견을 들어봤지만, 결국 부딪쳐보자는 결론을 내렸다. 주치의 선생님으로부터 복직이 가능하다는 내용의 진단서를 받아 인사팀에 제출했다. 그 진단서를 몇 번이나 다시 읽어봤는지 모르겠다. 아마도 나에 대한 다짐이었으리라.

그렇게 2010년 3월, 1년 후배들과 다시 내과 전공의 생활을 시작했다. 환자로 다니던 병원을 13개월 만에 다시 의사로 근무하기 위해 돌아온 것이다. 아직 다 자라지 않은 짧은 커트 머리를 한 채. 벌써 10년이 다 되어가는 일이지만, 복귀 첫날은 여전히 기억에 생생하다. 3월의 첫날, 온갖 병동에서 울리는 전화에 회진 준비로 분주한 동기들과 지난밤 당직의 여파에서 벗어나지 못한 동기들이 섞여 정신없이 돌아가던 내과 2년 차 의국 문을 쭈뼛쭈뼛 열고 들어가던 내 마음을. 주섬주섬 옷장에 짐을 정리하고, 병원의 콜 전용 전화기의 전원 버튼을 누르며 '할 수 있을까? 지금이라도 그만두고 나갈까?' 고민했던 내 마음을. 누군가 "이제 괜찮아?" 하고 물어보기라도 하면 왈칵 눈물이 날 것 같았던 내 마음을.

다른 직장이었다면 1년의 공백을 채우기 위해 대체 인력을 구했겠지만, 전공의 수련 시스템에는 그런 지원을 기대하기 어려웠다. 지금도 의사 직급은 3개월짜리 출산휴가의 대체 인력을 뽑지 않는다. 아픈 게 죄는 아니지만, 나 때문에 당직도 더 많이 서고 더 많은 일을 감당하느라 한 명이 아쉬운 전공의 생활이 배로 힘들었을 기존의 수련 동기들에게 너무 미안했다.

전공의는 일을 하면서 수련도 받는 특수한 직종이다. 하지만 우리나라의 거의 모든 대학병원은 전공의가 일을 하지 않으면 입원 환자의 진료가 제대로 돌아가지 않는 시스템으로 되어 있다. 지금은 많이 나아졌지만, 그때만 해도 검사를 빨리 예약하려면 검사실에 직접 찾아가서 부탁해야 했고, 검사 결과를 제때 받으려면 관련 부서에 직접 찾아가서 재촉하는 서류를 내고 와야 했다. 퇴원할 때는 예약이 마감된 외래에 전화해서 여러 번 부탁을 해서 잡아줘야 했고, 마감 시간 지나면 절대 접수를 해주지 않는다는 검사실까지 검체를 들고 뛰어가야 했다. 퇴근 5분 전 갑자기 안 좋아진 환자를 위해 석 달 전 예약한 콘서트를 포기해야 했고, 당직 날에는 입원 환자 100명쯤은 돌봐야 했으며, 주말에는 근무가 없는 의료 지원 부서들의 일을 대신하면서 의학적 지식을 습득하고 환자를 돌보고 능력을 키워야 했다.

그러니 환자들이여, 나를 맡고 있는 전공의가 내 얼굴 보러 오는 건 하루에 고작 한두 번일지라도, 보호자가 요청하는 시간에 딱딱 면담을 해주지 못하더라도, 지금 그가 밥 한술 못 뜨고 화장실도 맘대로 못 가면서 일하는 중일 수 있다고 조금은 너그러이 생각해주시길 부탁드린다. 병원의 모든 일이 원활히 돌아가는 것은 발바닥에 불이 나도록 뛰어다니는 전공의들의 노력이 큰 몫을 한다. 짧은 인생이지만 지금까지 살면서 가장 힘들었을 때는 고3 때도, 항암치료 중일 때도, 유방암 수술 전날도, 신생아를 돌보던 시절도 아닌, 내과 전공의 1년 차 때였으니 말이다. 시간이 좀 더 흘러 체계적인 의료환경이 갖춰진다면 의사도 환자도 더 만족스럽고 행복한 날이 오리라 기대해본다.

환자로서의 마음 vs 의사로서의 마음

이렇게 빡빡하고 힘든 수련의 환경을 아는 터라 이 눈치, 저 눈치가 더 많이 보였다. 병가로 빠진 내 몫의 일들을 나누어 맡느라 고생한 기존 동기들에게도 미안했고, 내 복직으로 선배를 동기로 두게 된 1년 후배 동기들에게도 미안했다. 체계적인 시스템 없이 그때그때 상황에 따라 순환 근무 인력 운용이 결정되는 탓에 1년 후배인 수련 동기들은 용감하게 (혹은 무모하게) 복직한 나 때문에 인원수는 늘었지만, 여러 면에서 손해를 많이 본 것도 사실이다.

복직 후 처음 배치된 순환 근무 파트는 내분비내과였는데, (사실 내분비내과는 내과 전공의라면 누구나 한 번쯤 돌아보고 싶지만 희망 인원이 많아서 경험하지 못하고 수련이 끝나는 전공의들도 있는 인기 분과다) 아마도 위에서 암 환자가 없으면서 입원 진료에 대한 부담이 적은 분과로 배정하라는 압박이 있었으리라. 한 아이를 키우기 위해서는 온 마을의 정성이 필요하다 했다. 내가 무사히 내과 전공의를 마치고 전문의가 되고 교수가 되기까지, 2년에 걸친 동기들의 수고와 희생, 선배 의사 교수님들의 배려가 컸음을 늘 진심으로 감사하게 생각한다.

분과 배정 말고도 이런저런 일들이 참 많았다. 호흡기내과에서 근무할 때는 감기를 달고 살다가 결국 폐렴에 걸려 한 주를 쉬어야 했고, 1년 동안 하지 않았던 여러 술기들에 다시 적응하는 데도 시간이 필요했다. 체력적으로도 힘들었지만, 정신적으로 고민도 참 많았던 시기였다. 환자로서의 마음과 의사로서의 마음이 혼재된 상태에서 환자를 대면하고 그들의 아픔을 들어주기에는 내가 아직 온전히 준비되지 않은 상태라는 것을 곧 깨닫게 되었다.

복귀하고 몇 달 지나지 않아 종양내과에서 근무하는 순서가 되었다. 종양내과 안에서도 유방암, 위암, 폐암, 대장암 등 세부

분야가 있어서 어느 파트에 배정되느냐에 따라 대면하는 환자
군이 많이 달라진다. 나는 내가 앓았던 병이라면 환자들을 더
잘 이해할 수 있으니까 의사로서 진료도 더 잘할 수 있을 거라
고 생각했다. 그래서 유방암 파트를 맡게 해달라고 청탁(?!)을
했다. 만약 나중에 종양내과 중 유방암을 전공으로 선택한다면
누구보다 진심으로 환자들을 대할 수 있을 거란 짧은 생각으로
벌인 이 일은 내 인생에 아주 큰 변화를 가져다주었다.

내가 그랬던 것처럼 통상적인 항암치료는 외래에서 진행하는
경우가 많다. 그래서 암 환자가 입원하는 일은 첫 진단을 받을
때나 치료 중 재발한 경우, 말기 암 환자가 여명 치료를 하는
경우가 대부분이다.

그런데 그 환자들을 만나는 순간순간이 나에게는 송곳처럼 느
껴졌다. 오늘 외래에서 유방암을 처음 진단받고 추가 검사를 위
해 입원한 환자, 삼중 음성 유방암 치료 종료 6개월 만에 재발
해서 오늘 입원한 환자, 오늘 아침 응급실로 급하게 실려온 4기
암 환자…. 이 환자들을 대면하는 일은 내가 처음 진단받던 당
시의 상황을 매일매일 상기시켰고, 매시간 재발에 대한 두려움
을 떠올리게 만들었다.

그뿐만이 아니었다. 복직과 비슷한 시기에 출간된 이 책 초판
본 때문에 예상치 못한 어려움도 겪어야 했다. 대중적으로 널
리 알려진 건 아니지만, 유방암 환자와 보호자, 의료진, 특히
젊은 암 환자들 사이에서 '베스트셀러'였던지라 회진을 가면 환

자와 보호자들은 머리맡에 이 책을 올려두고 '저자와의 인터뷰'를 요청하기 일쑤였다. 그때마다 나는 내 의사와는 상관없이 말하고 싶지 않은 지난 고통을 다시 떠올려야 했고, 힘든 마음을 감추며 "다 괜찮다", "할 수 있다"는 격려를 내가 아닌 다른 사람들에게 해야만 했다.

진로를 바꾸다

결국 유방암 환자를 보기 시작한 지 2~3주쯤 지났을 무렵, 나는 우울과 불안, 그리고 스스로도 알 수 없는 엄청난 정서적 소용돌이에 빠지고 말았다. 주체할 수 없는 감정에 정상적인 생활이 되지 않았다. 하루 종일 아무것도 먹지 않아도 배가 고프지 않았고, 잠드는 것도 어려웠다. 환자를 만나는 일은 두려운 일이 되었고, 재발해서 입원한 환자들을 보면 눈물이 날 것만 같았다. 의사로서 객관적인 판단을 하고 의학적 지식을 습득하는 것 또한 날이 갈수록 힘들어졌다. 도저히 이 생활을 감당할 수 없다는 생각에 나는 퇴직을 고민하기 시작했고, 결국 당시 전임의로 계셨던 이수현 선생님의 강요(?!)로 일주일 병가를 내고 정신과 진료를 보게 되었다.

내 이야기를 들은 주치의 선생님은 PTSD post-traumatic stress disorder(외상 후 스트레스 장애)라고 명확한 진단을 내려주셨다. 그제야 나의 심리적 상황들이 객관적으로 보이기 시작했다. 일주일의 병가 기간은 이 상황을 정면으로 극복해나갈 것인가, 아니면 아예 반대편으로 돌아설 것인가를 놓고 수없이 고민한 시간들이었다. 만약 유방암 치료를 끝내고 몇 년 정도 시간이 더 흐른 상태였다면 아마 전자를 선택했을 수도 있을 것이다. 하지만 호되게 마음고생을 했던 2~3주의 시간은 나를 후자의 선택으로 이끌었다.

다행히 내과 안에도 암 환자 진료가 거의 없는 분과가 3군데 정도 있어서, 나는 그중에서 세부 전공을 택하기로 결정했다. 그렇게 무사히 수련 생활을 마치고 알레르기내과 세부 전공을 선택해 지금은 알레르기내과 환자만 보고 있다.

물론 그렇다고 암 환자를 아예 만나지 않는 것은 아니다. 항암제로 약물 알레르기가 생긴 환자들은 알레르기내과 협진이 필요하기 때문이다. 협진의로서 나는 그 누구보다 환자들이 약물 알레르기로 고통받지 않도록 최대한 빨리 진료를 보고, 여러 치료 방법으로 증상을 호전시켜주고 대안을 찾아주려 노력하고 있다. 이렇게나마 내가 가진 지식으로 암 환자들을 도울 수 있으니 내 마음도 편하고 환자들도 만족하고 있다. 힘들었던 그 2~3주의 시간 덕분에 나는 인생에서 최선의 선택을 할 수 있었고, 지금도 내 전공에 매우 만족하고 있다.

꿋꿋하게, 그리고 이해받기

수술, 항암치료, 방사선치료를 모두
마친 유방암 환자는 6개월에서
1년에 한 번씩 외래에서 재발 여부를
판정하는 검사를 하면서 추적 관찰을
받는다. 유방암 세포에서 호르몬
수용체가 양성이었던 환자들은
추가로 항호르몬제를 복용해야 하며,
이때 환자가 폐경기인지 아닌지에
따라 복용하는 약제의 종류와 먹는
기간에 차이가 있다. 폐경 전이면 5년
동안 하루에 한 알씩 항호르몬제를
복용하는 것이 보통이고, 폐경 후라면
여기에 5년이나 10년의 복용 기간이
더해진다.

다행히 항호르몬제는 부작용이 심하지 않아 일상생활에 거의 지장이 없어서 환자들이 항암치료를 지속하고 있다고 생각하지 못할 정도다. 그러나 항호르몬제는 재발 방지에 매우 중요한 역할을 하므로 반드시 규칙적으로 꾸준히 복용해야 한다. 다만 호르몬 수용체가 음성인 경우에는 효과를 기대하기 어려워서 항호르몬제를 복용하지 않는다.

또 유방암 세포의 표면에 HER2 수용체가 많이 발현되어 있으면서 겨드랑이 림프절에서 암세포가 관찰되었던 일부 그룹의 환자에서는 1년간 허셉틴이라는 표적치료제를 투여해야 한다. 다행히 2009년부터 보험 급여에 적용되어 경제적 부담도 크지 않은 편이다. 환자 입장에서는 치료 기간이 연장되는 것처럼 느껴지겠지만, 이러한 추가 치료로 고위험군인 HER2 양성 환자의 재발률을 낮춘다는 대규모 연구 결과가 반복적으로 보고된 상황에서 보험 급여도 인정된다니 의사로서 정말 다행스러운 일이라고 생각한다.

새 마음으로 새 출발

힘든 치료를 마친 유방암 환자들에게 꼭 드리고 싶은 조언이 있다. 마음속에서 '나는 암 환자다'라는 생각을 최대한 지워버리고 '나는 다시 건강한 사람으로 돌아왔다'는 생각으로 마음을 다잡고 새 출발을 하시라는 것이다.

하지만 가족들이나 주변 사람들에게는 좀 다른 말씀을 드리고 싶다. 비록 암은 치료되었더라도 환자는 여전히 많은 어려움을 겪고 있으므로, 주변 사람들의 이해와 배려는 좀 더 오랫동안 지속되어야 한다고 말이다.

우리나라 유방암 환자들의 평균 발병 연령이 40대 후반이라는 점을 감안하면, 유방암을 진단받고 치료 중인 여성들은 사회적으로 가장 활발한 활동을 하고 있는 사람들이다. 유방암을 진단받기 전에 이들은 하루 종일 직장생활을 하며 지냈을 수도 있고, 파트타임 근무와 가사를 병행했을 수도 있으며, 직접 돈을 벌지는 않더라도 집안일과 아이들 교육 등을 담당하며 가정의 중심축 역할을 했을 수도 있다. 무슨 일을 했건 그들은 모두 우리 사회의 주요한 구성원으로 역할을 다해왔다.

치료를 마치고 자신의 일터와 가정으로 돌아온 여성들은 자신의 몸이 예전 같지 않음에 놀라기도 하고 실망하기도 하고 분노하기도 한다. 치료를 시작할 때만 해도 모두들 자기를 극진히 아껴주고 챙겨주는 것 같았는데, 치료가 끝나니 다들 아무 일 없었다는 듯이 일상으로 돌아가버렸다. 그렇지만 환자에게는 아직도 치료의 후유증이 많이 남아 있고 몸도 예전 같지 않다. 수술한 자리에서 통증을 느낄 때마다 재발의 위협을 느끼지 않을 수 없다. 치료 중에는 가족밖에 없다며 눈물 나게 고마웠지만, 일상으로 돌아와서 만나는 가족은 다시 원수가 되어버리는 경우도 있다.

암 환자는 정신적 외상을 입는다

인터넷으로 외국 서적을 검색해 보면 'A Survivor's Guide for When Treatment Ends and the Rest of Your Life Begins(치료를 끝내고 일상으로 돌아온 생존자를 위한 가이드북)' 류의 책들이 많이 출판되고 있음을 알 수 있다. 암 생존자로 살아가는 사람들이 많아지면서 이들을 위한 안내서가 필요하다는 사회적 요청이 높아지고 있음을 방증하는 것이다. 그러나 아직 우리 의료 현실에서는 암 생존자에 대한 개념이 적극적으로 수용되지 않은 터라, 이들에 대한 체계적인 지침서 또한 없는 편이다. 그저 환우회나 동우회, 인터넷 카페 등을 통해 환자들끼리 정보를 소통하면서 자신이 개발한 노하우를 주고받는 수준이다.

암 생존자cancer survivor라는 개념이 보편적으로 받아들여진 것은 그리 오래된 일이 아니다. 그래서 '암 생존자'에 대한 정의도 다양하게 제시되고 있다. 미국 암학회에서는 과거에 암으로 치료받았지만 완치되어 정상적인 삶을 살아가는 사람이나 최근에 암 치료를 마친 사람뿐만 아니라 현재 암이 진행되고 있는 상태에서 살아가는 환자, 또 완치 목적이 아니더라도 암 치료를 받고 있는 사람까지 모두 암 생존자의 범주에 넣고 있다. 이러한 개념 정의에 따르면 말기 암 환자로 판단되어 암 치료를 목적으로 한 항암치료나 수술 등을 받지 않기로 한 경우를 제외하고는 모두 암 생존자에 속한다.

사실 인생에서 암을 진단받고 치료 과정을 겪는다는 것은 단지 하나의 병을 앓고 지나가는 것을 넘어서는 실존적인 사건이 아닌가 싶다. 치료를 종결한 환자에게도 심리적, 육체적, 사회적 변화를 경험하며 자기를 극복하는 과정이 필요하다. 그 영향은 사람마다 차이가 있고, 시간이 지남에 따라 신체적 불편은 다소 줄어들겠지만 말이다.

의학적으로는 완전히 나았다는 판정을 받은 사람이라도, 자신의 생명을 위협하는 사건을 겪었다는 것 자체가 큰 충격이자 정신적 외상^{trauma}으로 남는다. 따라서 이를 극복하기 위해서는 자기와의 싸움에서 이겨내기 위한 시간이 필요하다.

암 생존자들은 그렇지 않은 사람에 비해 심리적 스트레스가 높고, 5년 이상 재발하지 않은 사람들도 암을 진단받지 않은 사람들에 비해 40% 이상 더 심각한 심리적, 사회적 스트레스를 경험하는 것으로 보고되고 있다. 전체적으로 암 환자의 10%가 주요 우울증을 진단받으며, 상당수가 암 치료 전후로 적응장애를 경험한다.

한 연구에서는 젊은 암 생존자들 가운데 20%가 외상 후 스트레스 장애로 진단받고, 나머지 45~95%의 환자들도 외상 후 스트레스 장애로 진단할 정도는 아니어도 관련 증상을 한 가지 이상 가지고 있다고 보고했다. 또한 많은 연구들은 암 생존자들이 다른 사람들에 비해 적극적으로 자살하고 싶다고 느끼는 비율이 높다는 것을 지적하고 있다. 암 생존자들은 아주 사소한 증상 변화에도 암이 재발했을지도 모른다는 두려움을 느끼게 되며, 평생 낫지 못할 거라는 생각, 아무런 예고 없이 암이 다시 돌아올지도 모른다는 생각에서 벗어나지 못한다.

치료 기간이 길거나 치료 강도가 높을수록 치료 전후의 생활에 더 큰 단절이 생긴다. 예를 들어 암 치료 후 환자들은 상당 기간 육체적, 정신적 피로감을 경험한다. 이 피로감^{fatigue}은 암 치료 후 상당히 오랫동안 해결되지 않고 남아 있는 대표적인 부작용이다. 특히 완치를 목적으로 암과 주변 부위를 최대한 많이 절제하는 수술을 받았다면, 해당 장기의 기능이 정상적으로 돌아올 때까지 주변 기관으로부터 보조적인 지원을 받게 되고, 이러한 보상 작용이 지속되는 동안 만성피로를 느끼게 된다. 이를 극복하기 위해서는 매우 적극적인 재활 훈련을 받아야 한다. 또 항암제가 뇌기능에도 영향을 미쳐서 항암치료를 받은 환자들은 뇌 신경세포의 피로함도 쉽게 극복되지 않는다. 이런 경우를 지칭하는 '항암제 뇌^{chemo brain}'라는 말이 있을 정도다. 또한 젊은 암 생존자들은 치료 후 생식기능이 정상으로 돌아올 때까지 아이를 가질 수 없는 경우가 있다.

재발할까 긍긍하며 사는 것은 바람직하지 않다

암 생존자들은 일상으로 완전히 복귀하고 싶어 하지만, 다른 사람들과는 달리 정기적인 병원 방문이 예정되어 있고 적절한 검사와 모니터링이 필요하다. 가슴에 방사선치료를 받은 유방암 환자들은 치료가 끝난 후 수개월에서 수년 내에 자신의 노력이나 의지와는 무관하게 방사선 폐렴이 발생할 수 있다. 마른 기침이 나거나 가끔씩 숨이 차는 증상이 있으면 빨리 병원에 가서 가슴 엑스레이를 찍고 스테로이드를 먹으며 합병증에 대한 치료를 시작해야 한다.

호르몬 수용체가 양성인 유방암 환자들은 항호르몬제를 복용해야 하는데, 이 때문에 한동안 안면홍조나 관절통 등 폐경기 증상을 겪게 된다. 그런 증상을 느낄 때마다 이들은 자신이 유방암 환자라는 사실을 다시 상기하게 된다. HER2 수용체 양성인 환자는 머리가 아플 때마다 뇌로 전이된 것은 아닌지 걱정할 수밖에 없다. 그걸 두고 주변 사람이나 의사가 "너무 예민한 것 같다"고 함부로 말해서는 안 될 노릇이다. HER2 수용체 양성인 그룹은 뇌로 전이되는 특성을 더 많이 갖고 있다는 연구가 대두되고 있기 때문이다.

암 치료를 무사히 다 마쳤는데도 건강 염려증 환자가 되어 각종 증상에 전전긍긍하며 재발 위협의 노예가 되어 사는 것도 바람직하지 않다. 하지만 조기에 재발을 발견하면 적극적인 치료로 다시 한 번 병을 이겨낼 수 있는 기회가 충분히 있는데도, 일상에 충실해야 한다는 신념으로 정기적인 모니터링을 소홀히 하거나 몸의 변화를 무관심하게 방치하는 것은 더욱 나쁘다. 결국 암 생존자들은 늘 이 두 가지 상황 속에서 밀고 당기기를 하면서 살아가야 하니, 어느 정도 마음에 갈등을 품고 있을 수밖에 없다.

암 생존자들은 치료 후 직장 복귀와 관련해서도 여러 어려움에 맞닥뜨리게 된다. 2006년 미국 암학회 조사에 따르면 치료를 마치고 직장에 복귀한 암 생존자 가운데 20%의 환자들이 1년에서 5년 사이에 능력의 한계에 직면한다고 한다. 암 생존자 10명 중에 1명은 노동력이 완전히 상실된다. 현재 아무런 증상과 장애가 없는 경우에도 고용주로부터 차별을 받을 위험에 노출되어 있고, 승진 심사를 할 때도 능력의 한계가 있고 생산성이 떨어질 것이라는 의심을 받을 가능성이 높다. 암 치료 경력 때문에 건강 관련 보험을 들기도 어렵고, 이전에 치료받은 병원으로 계속 추적 관찰을 다녀야 하기 때문에 주거지나 직장을 옮기는 문제도 간단치 않다.

다른 암에 비해 유방암은 직장 복귀율이 높은 편이다. 하지만 직장으로 복귀할 때 중요한 요인으로 작용하는 것 중 하나가 고용주의 인식으로, 고용주가 유방암 치료를 부정적으로 생각할 경우에는 복귀에 어려움이 있을뿐더러 복귀 후에도 차별적 처우를 받는다고 한다.

사회로의 복귀가 비단 직장으로의 복귀만을 의미하는 것은 아니다. 가족의 일원으로서, 엄마로서, 주부로서, 동년배 친구 집단의 일원으로서 어색하지 않게 다시 자리를 잡는 것이 모두 사회로의 복귀 과정이다. 이 모든 과정에 다른 이들의 시선이 있다. 어떤 시선이 존재하느냐에 따라 사회 복귀가 훨씬 쉬워질 수도 있고 어려워질 수도 있다.

의사로서 나는 암 생존자들에게 다른 이들의 시선을 신경 쓰기보다는 스스로를 돌아보고 자신감을 가지라고 격려한다. 그렇지만 암 생존자들이 씩씩하게 재기에 성공할 수 있도록 도와주고 격려하는 사람들의 따뜻한 시선과 정교한 사회적 체계가 절실하다는 사실은 두말할 나위가 없다.

어떻게 살아갈 것인가

암 진단을 받으면 대부분의 환자들이 치료와 직장생활을 병행할 수 없다고 생각하고 일을 그만두려고 한다. 하지만 나는 일단 치료를 받아보고 힘들지 않으면 병행할 수도 있다고 설명한다. 휴직을 하더라도 치료를 마치고 본인 자리로 복직하는 것이 가능한, 그런 유연한 직장이라면 쉬면서 치료에 전념할 수도 있겠다. 그러나 굳이 직장을 그만두지 않더라도 생각보다 힘들지 않게 치료받을 수 있는 시대가 되었으니 직장 상사와 상의해 스케줄을 조절해가면서 항암치료를 병용해보는 방법을 제안한다. 항암치료의 힘든 증상을 완화시켜주는 좋은 약들이 많이 나와서 가능한 일이다.

암 환자는 건강보험에서 중증진료 대상이 되어 진료비의 5%만 내면 되기 때문에, 병원비 부담이 아주 크지는 않다. 그러나 직접 의료비 외에도 부가적인 간접비용이 많이 들고, 예상치 못한 합병증으로 응급실 신세를 지기도 하는 등 실제로는 경제적 부담이 적지 않다. 특히 본인이 가족의 생계를 책임져야 하는 경우라면 암 치료 기간 중 아주 힘든 상황이 생겨도 하던 일을 그만두기 어렵다. 택배 기사를 하는 40대 가장인 대장암 환자는 암 수술을 받고 얼마 지나지 않아 택배 일을 시작했다. 6개월의 보조 항암요법 기간에는 2주에 한 번씩 중심정맥관을 통해 48시간 동안 주입되는 항암제를 맞아야 하는데, 그때도 오토바이를 타고 택배 일을 계속하셨다. 택배 일이라는 게 분초를 다투는 경우가 많아서 제때 식사를 하기 어려웠고, 그러니 당뇨약도 제대로 못 먹어서 혈당이 엉망진창이 되는 바람에 내분비내과로 입원해야 할 지경이 되었다. 그러나 그분은 혈당 조절에 신경 쓸 여유가 없었다.

그런 분에게 대장암의 재발을 방지하기 위해 환자가 할 수 있는 노력, 예를 들면 적극적으로 운동을 하고 건강한 식이요법에 신경 쓰는 등 생활습관을 개선하시라고 말씀드리는 것이 죄송스러울 뿐이었다. 직장 상사와 상의해서 보조 항암치료를 하는 6개월 만이라도 사무직으로 전환해 일할 수 있을지 알아보시라고 권했지만, 환자는 아예 말을 꺼내볼 생각도 안 하는 것 같았다. 안타깝게도 일부 전문직을 제외하고는 암 환자의 회복기에 환자 상황에 맞춰 업무 배치를 조절해주는 직장은 거의 없는 것 같다.

암 치료를 마치고 나면 내가 과연 직장에 복귀할 만큼 신체 기능이 좋아졌는지 판단해야 한다. 하지만 복귀 가능성이나 복귀 시점에 대해 누구와 함께 상의해야 할지, 다시 직업을 알아봐야 한다면 어디서 정보를 얻어야 할지 모든 게 막막하다. 운동은 언제부터 얼마나 해야 하는지, 재발 방지에 도움이 되는 음식이나 식습관은 어떤 것인지, 직장 복귀 후에 어떤 스트레스가 발생할 수 있는지, 어떻게 극복해야 하는지 누군가의 조언이 필요하다.

유방암 치료의 후유증은 상당히 오랫동안 지속된다. 사람마다 다르지만 항암제로 빠진 머리가 다시 자라서 평범한 헤어스타일을 만드는 데 1년, 피부 절개선의 감각이 돌아오는 데 2년, 항암치료나 방사선치료 후 피로감이 회복되는 데 1년, 인지기능이 정상화되기까지 1년여 시간이 걸리는 것 같다. 치료 자체가 초래하는 생리적 변화와 암 치료를 하는 동안 겪는 심리적 충격 등으로 우울증이나 불안 같은 정신적 문제가 생기기 마련인데, 이는 오랜 시간이 걸려도 잘 회복되지 못하는 경향을 보인다. 마음이 힘들어도 정신과 진료는 받고 싶지 않다는 환자들이 여전히 많다.

예전과 똑같은 마음으로 허심탄회하게

한편 직장 동료들은 수개월 동안 힘든 치료를 받고 복귀한 동료 면전에서 암이라는 단어 자체를 입 밖에 내기도 어렵다. 어떻게 그를 대해야 할지, 어떻게 이야기해야 할지 잘 모르는 경우가 많다. 육체적, 정신적으로 회복 중인 동료를 어떻게 도와주는 것이 좋을지 어렵기만 하다. 실제로 환자도 마음이 여려지고 예민해져서 쉽게 상처받기 쉬운 상태이기도 하다. 그의 빈자리를 채우느라 유독 힘들었던 동료들은 은근 원망스러운 마음이 생길 때도 있다.

같은 부서에서 아랫사람으로 일하는 젊은 동료가 암 수술을 받고 8개월 만에 복귀하게 되었는데, 상사로서 어떻게 그를 맞이해야 할지 모르겠다며 상담을 청한 분이 있었다. 그는 투병 중인 후배를 생각하면 안쓰럽고 속상하고 미안하고 걱정되는데, 정작 자신이 어떻게 도와줘야 할지 모르겠다고 고민을 털어놓았다. 내가 그분에게 내린 처방은 첫 3개월은 야근시키지 말 것, 회식은 건강식으로 간단하게 끝낼 것, 검진받는 날은 직장 눈치 안 보고 병원에 갈 수 있도록 허용해줄 것 등이었다. 그리고 투병하느라 서툴러진 업무에 잘 적응할 수 있도록 도와주면서 환자에겐 남들과 똑같이 승진 기회를 줄 거라고 설명해주면 좋겠다고 첨언했다. 또 암을 진단받은 경험이 있는 사람들은 관계에서 고립감을 느끼기 쉬우니 예전과 똑같은 마음으로 허심탄회하게 지내는 게 좋겠다고 부탁했다.

직장 동료보다 더 가까운 관계인 가족들 또한 환자 본인만큼이나 오랜 기간 후유증을 경험한다. 우울감과 삶의 질 저하가 대표적이다. 환자를 격려하는 동안 본인 마음의 에너지가 다 소모된 모양이다. 가까운 관계일수록 환자가 겪는 '외상 후 스트레스 장애'를 같이 경험하기 쉽다. 가족들의 마음이 힘들고 우울한 것은 당연한 일이니, 환자의 가족들도 주위로부터 도움을 받는 것에 인색하지 않았으면 좋겠다. 환자의 회복기에 가족도 같이 회복되어야 한다.

정서적 지지라는 특효약

치료가 모두 끝난 후 생각해봤을 때,
암 환자의 회복에 항암제나
수술만큼 중요한 것이 바로
정서적 지지 *emotional support* 였다.
'나에게도 서른 살은 올까? 다시
의사로 돌아가서 무사히 전문의가
될 수 있을까? 결혼은 할 수 있을까?'
자존감이 낮아질 대로 낮아진
나는 수술 전 항암치료와 수술,
방사선치료를 받으면서, 치료를
그만두고 싶다는 생각을 수십 번도
더 했다. 모든 치료를 잘 이겨내면
완치될 수도 있다는 걸 알면서도
그랬다. 이렇게 힘든 항암치료를 받을
일이 앞으로 또 생기면 어쩌나 하는
생각에 항상 두려웠다.

그런 나에게 힘이 되어준 사람들, 치료를 마치고 다시 의사로 복귀하는 것을 꿈꿀 수 있도록 힘을 주었던 사람들은 바로 가족과 친구들이었다. 곁에 있어 주고 함께 시간을 나누는 것만으로도 힘이 되는 그런 사람들이 지금의 씩씩한 나를 있게 한 정서적 지지자들이었다.

레지던트 1년 차를 종양내과에서 시작하던 시절, 암 환자에게는 말을 걸기조차 쉽지 않았다. 일반 환자가 아니라 '암'에 걸린 환자들과 조우하면서, 나는 무슨 말을 어떻게 시작해야 할지 몰랐다. 오전과 오후, 하루에 두 번 회진을 가서 "잘 지내셨죠?"라는 말로 일관하던 시간들이 있었다. 이전까진 한 번도 아파본 적이 없어서 암 환자에게 대체 무슨 말을 건네야 할지 감도 오지 않았기 때문이다. "다 잘될 거예요"라는 말은 더더욱 할 수 없었다. 다 잘될 거였으면 애초에 암에 걸리지 않았을 거라고 생각할 것만 같았다. 많이 힘들다는 걸 뻔히 알면서 "많이 힘드시죠?"라고 묻기도 어색했다.

정말 고마운 사람들이 있었다

아마 암에 걸린 나를 보면서 내 친구들과 가족들도 그랬을 것 같다. 무슨 말을 해야 할지 몰라서, 내 병에 대한 이야기보다는 그저 그런 사는 얘기들만 했으리라. 하지만 신생아 중환자실에 있는 말 못하는 아기들에게는 단순한 '캥거루 케어 kangaroo care(안 아주는 것)'만으로도 도움이 되듯, 누군가를 자주 만나고 그저 그런 이야기를 나누는 것만으로도 나는 정말 큰 힘을 얻었다.

처음 유방암을 진단받았을 때, 수현 언니가 '아프다는 사실을 비밀로 하고 싶은지' 내게 물었다. 난 숨기지 않기로 했다. 그땐 솔직히 언니가 왜 그런 질문을 하는지 잘 몰랐다. 비밀로 한다고 해도 어차피 다 알게 될 걸, 굳이 숨길 필요가 있겠나 싶었을 뿐이다. 지금 돌이켜보면 나를 아는 사람들에게 내 병을 숨기지 않았던 건 참 잘한 일이었다. 투병 과정을 공개한 덕분에 내가 받은 정서적 후원과 지지를 생각하면 말이다.

그 과정에서 좀 더 욕심을 부리게 됐다. 나의 투병 생활을 공개함으로써 주변 동료와 선후배 의사들이 암 환자에 대한 시각이 바뀌기를 바라는 마음이 생긴 것이다. 사실 이 책을 쓴 이유도 그게 첫째였다. 솔직히 나는 이 책을 암 환자들보다 의사들이, 그리고 암 환자의 가족들이 더 많이 읽어주기를 바란다.

암 환자라고 해서 천형을 받은 사람인 양, 항상 힘들고 무기력하게 지내면서 사회에서 한 발 떨어져 있을 이유가 없다. 나는 사람들이 나를 보면서 '암 환자여도 저렇게 밝게 살 수 있구나', '1년 차 레지던트 때보다 얼굴이 더 좋아지기도 하는구나'라는 생각을 가지길 바랐다. 그래서 아프면서도 병원에 갈 때는 더 신경 써서 예쁘고 깔끔한 옷으로 차려입었고, 화장도 더 공들여서 했다. 누군가는 나에게 "항암제가 아니라 영양제 맞으러 다니는 거 아니야?"라고 농담을 할 정도였다.

티 내지 않고 진정으로 사랑해준 가족들

드라마에서 보이는, 화목하기만 한 가족이 정말 있을까? 마흔 가까이 살아온 경험에 비춰보자면, 그런 가족은 드라마에만 있다. 누가 나에게 '가족'이 뭐냐고 묻는다면 난 '지지고 볶으면서 함께 살아가는 사람들'이라고 대답할 것 같다. 그 가족의 구성원이 되어 직접 느껴보기 전에는 그 누구도 다른 가족을 마냥 부러워할 이유도 없고, 함부로 비난해서도 안 된다. 평소에는 그저 그렇게 지지고 볶으며 살다가도, 누군가에게 문제가 생기면 똘똘 뭉쳐서 힘을 발휘해 함께 문제를 헤쳐나가는 것이 바로 가족이다. 겉으로는 티를 내지 않아도 항상 걱정하고 진정으로 위해주는 것이 바로 가족인 것이다.

무뚝뚝하지만 책임감이 강한 아빠는 내가 아픈 다음부터는 회사 업무보다 유방암 공부를 더 많이 하시는 것처럼 보였다. 유방암의 병기부터 공부를 시작하시더니, 나중에는 날마다 유방암에 좋다는 음식이 가득 적혀 있는 프린트 더미와 책을 들고 퇴근하셨다. 그때는 아빠의 퇴직이 얼마 남지 않은 상황이었는데, 나와 엄마는 "이러다가 퇴직하기 전에 회사에서 잘리는 거 아니냐"며 농담을 했다.

그런 아빠의 '공부'가 든든하기도 했지만, 한편으론 부담스럽기도 했다. 환자임을 잊고 지내다가 아빠의 그런 행동 때문에 내가 환자라는 사실을 깨닫게 됐고, 알면서도 잘 안 고쳐지는 나의 나쁜 생활 습관에 더 스트레스를 받기도 했다.

성격이 서글서글하시지만 걱정이 많으신 엄마. 내가 암 진단을 받은 후 우리 집의 엥겔지수를 급격히 높이셨다. 식단은 무조건 농약을 쓰지 않은 유기농 재료로 구성했고, 항암치료 중에는 고단백 고섬유질 식단을 유지하셨다. 또 아빠가 추천하는 유방암에 좋다는 음식들을 차려주셨다. 우리 집에서 흰 쌀밥은 완전히 사라졌고, 여러 잡곡을 넣은 오곡밥, 육곡밥이 식탁을 채웠다. 어떤 날에는 다시마를 잘게 잘라 넣어 다시마밥을 하셨다. 유부초밥도 잡곡밥으로, 김치볶음밥도 잡곡밥으로, 심지어 김밥도 잡곡밥으로 만들어 먹었다. 나 때문에 우리 가족 모두가 바뀐 식단에 적응하느라 참 힘들었을 것이다.

그뿐만이 아니었다. 엄마는 치약도 화학 성분이 거의 없는 것으로, 비누와 세제 또한 합성계면활성제나 방부제가 안 들어 있는 제품으로 바꾸셨다. 집에 있는 플라스틱 그릇들도 누군가에게 다 줘버리시고는 유리와 스테인리스스틸 재질의 그릇들만 사용하셨다.

이렇게 꼼꼼하게 챙기려면 전업주부라도 시간이 빠듯할 텐데, 엄마는 직장도 꾸준히 다니셨다. 내가 아프고 난 후 엄마는 당신이 직장을 그만두는 문제에 대해 나에게 상의하신 적이 있다. 나는 엄마에게 계속 직장을 다니시라고 권했다. 집에 있으면 쉬는 것이 아니라 날 위해 이것저것 일을 찾아서 하실 게 분명했고, 아픈 딸만 쳐다보는 것보다는 엄마의 일도 하는 것이 정신

건강에 훨씬 더 좋을 것 같았기 때문이다.

하나뿐인 남동생. 우리 남매는 성격이 정반대여서 어렸을 때는 싸우기도 많이 했지만, 지금은 누구보다도 든든하고 믿음직한 동생이다. 키가 큰 동생은 여자들이 좋아하는 스타일이어서, 함께 외출을 하면 나를 부러운 눈길로 쳐다보는 여자들도 있었다. 내가 유방암을 진단받고 나서 온 가족의 관심이 나에게 쏠려서 서운하기도 했을 텐데, 싫은 내색 하나 없이 알게 모르게 많은 도움을 줬다. 같이 콘서트를 보러 가기도 하고, 때가 되면 선물도 챙겨주고, 여행도 같이 다녀준 동생에게 늘 고마웠다. 아무 말 하지 않고 같이 TV만 보고 있어도 든든한 그런 동생. 만일 우리 엄마 아빠가 둘 키우기 힘들다고 나만 낳았으면 정말 큰일 날 뻔했다.

두고두고 생각해도 고마운 선생님들

나는 유난히 윗사람들을 어려워하는 편이다. 교수님들과는 눈도 잘 못 마주치고, 할 말이 있어도 어떻게 말을 꺼낼지 몰라 당황하곤 한다. 연락드릴 일이 있어도 바쁜데 방해하는 건 아닌지 눈치부터 살핀다. 그래서 평소에 특별히 친분이 있는 선생님도 없었고, 때가 되면 인사를 챙길 정도로 가까운 선생님도 없었다. 하지만 아프고 나서부터는 연말연시가 되면 연하장을 보내고 싶은 선생님들이 여럿 생겼다.

우선 제일 자주 만나는 수현 언니

학생 때 동아리 선배로 처음 만났는데, 닮고 싶기도 하고 무섭기도 한 그런 선생님이었다. 주어진 일을 열심히 하면서도, 여느 의사들과 달리 사회에 대한 비판적 시각과 현실을 개선하고자 하는 의지를 갖고 있는 선배였다. 내가 내과 레지던트가 되었을 때는 환자를 조금이라도 제대로 못 보거나 하면 가장 무섭게 혼내는 선생님이기도 했다.

내가 유방암을 진단받았을 때는 엄마처럼 친언니처럼 여러 가지를 챙겨주고, 유방암에 대한 정보도 많이 주고, 내가 병을 지혜롭게 이겨낼 수 있도록 많은 조언도 해주셨다. 의학적인 면뿐만 아니라 사회적인 면에서도 암을 극복할 수 있도록 많은 도움을 주셨다. 정말 고마운 언니이자 선배이자 선생님이다. 다만 너무 워커홀릭이 아닐까 하는 걱정이 된다.

나의 주치의 손주혁 교수님

손주혁 선생님은 레지던트들 사이에서는 깐깐하기로 소문난 분이다. 사소한 피검사 결과까지 모두 알고 회진을 오시기 때문에, 만일 선생님이 검사 결과를 물었을 때 확실히 기억나지 않는다면 어설프게 대답해서 찍히는 것보다는 차라리 모른다고 대답하는 것이 좋다(그런 정보는 레지던트들 사이에서는 다 공유되어 있다).

내가 의사일 때는 그렇게 무서워하는 선생님이었지만, 그렇게 꼼꼼한 분이 내 치료를 책임지신다고 생각하니 환자로서 정말 마음이 편했다. 나에 대해서도 당연히 꼼꼼히 진료하실 거고, 내가 내과 레지던트라고 해서 원칙에 어긋나는 진료를 하지도 않으실 테니 VIP 신드롬 같은 것도 생기지 않을 것 같았다. 내가 본 모습은 좀 무뚝뚝하신 편인데, 회식 자리에서는 '동네 형'으로 변신하신다고 하니, 앞으로 회식 자리에 좀 다른 모습의 선생님을 만나 뵙길 기대해본다.

세심하게 챙겨주신 이수곤 교수님

(지금은 퇴직하셨지만) 인자하신 인상 때문에 많은 환자와 학생들이 좋아하는 이수곤 교수님. 내가 암을 진단받은 후 가끔씩 핸드폰으로 연락을 주셨고, 수술받던 날에는 일등으로 찾아오셔서 내 까까머리를 보기도 하셨다. 침대 맡에서 날 위해 기도해주셨고, 휴직과 복직 등 복잡한 행정적인 문제들을 처리할 때도 알게 모르게 많은 배려를 해주셨다.

종양내과 여장군 라선영 교수님

종양내과 과장님이 되신 후로 훨씬 바쁘고 힘드실 텐데, 그 와중에도 아프다는 전공의 불러내 맛있는 점심도 사주시고, 외국 학회에 갔다 오실 때면 '서프라이즈' 선물도 사다 주시는 멋쟁이 선생님이다. 이 책의 초고도 선생님이 사다 주신 미키마우스 USB에 저장했던 추억이 있다.

영적 후원자가 되어주신 정민규 교수님

어렸을 때 세례를 받기는 했지만 초등학교 때 이후론 종교 생활을 해본 적이 없는 나에게 다시 하나님을 알게 해주셨다. 처음에는 그저 성경 공부를 같이 하자는 취지에서 모임을 시작했고, 그때만 해도 다시 종교를 갖겠다거나 교회를 다니겠다는 생각은 별로 없었다. 단지 '과연 성경에는 어떤 내용이 담겨 있기에 인류 역사상 최고의 베스트셀러가 된 것인지'에 대한 궁금증을 푸는 기회를 갖고 싶었다.

호기심으로 시작한 성경 공부였지만, 일주일에 한 번 일요일 아침마다 교회에 나가 찬송을 부르고 목사님 말씀을 듣는 것은 내 마음을 안정적으로 만들어주어 참 좋았다. 최소한 일주일에 한 번은 나를 되돌아볼 수 있어서 좋았고, 내가 어떤 모습으로 있든 사랑받는 존재임을 깨달을 수 있어서 좋았다.

이 외에도 종종 연락을 하고 안부를 물어봐주시는 병리과, 종양학과, 혈액내과의 여러 선생님들, 진료나 검사를 위해 외래에 갈 때마다 배려해주고 따뜻한 미소를 지어주시는 유방암센터 간호사 선생님들. 그들의 관심과 애정이 없었다면 아마 나의 투병 생활은 더 많이 힘들고 삭막하지 않았을까?

더불어 나에게는 병원 식구들뿐만 아니라 문화센터의 꽃꽂이 선생님, 요가 선생님도 계셨다. 문화센터의 꽃꽂이 선생님은 "아픈 사람일수록 더 꽃을 봐야 하는 법"이라며, 컨디션이 나빠

수업에 못 가는 날에는 우리 집에 들르셔서 직접 만든 꽃을 전해주셨다. 요가 선생님은 요가와 명상뿐 아니라 나의 삶을 되돌아보고 자신에게 집중할 수 있는 삶에 대한 새로운 시각을 보여주셨다.

친구들이 준 특별한 위안

그 시절 내 또래 친구들은 모두 바빴다. 의대 동기들은 레지던트 1, 2년차 생활에 적응하느라 눈코 뜰 새 없이 바빴고, 고등학교 친구들은 이제 막 사회에 나갈 준비에, 그리고 결혼한 친구들은 갓 시작한 결혼 생활에, 아이를 낳은 친구들은 초보 엄마가 되어 다들 바빴다. 이런 바쁜 친구들 사이에서 놀고 있는 나 같은 백수가 생기니 친구들은 하소연할 일이 있거나 여유롭고 한가한 시간이 생기면 나를 찾곤 했다.

진단을 받고 입원한 첫날, 친구들이 하루 종일 병실에서 떠나지 않은 덕분에 우울함에 빠지지 않을 수 있었다. 심지어 주말이라 검사 일정이 없어 입원실에만 있어야 했던 날에는 병원에 외출 허락을 받고 서울에서 제일 맛있는 떡볶이 집으로 데리고 갔으니 말이다(그날 떡볶이는 정말 맛있었다). 결혼까지 생각했던 여자친구와 헤어진 한 친구는 실연의 상심 때문인지 내게 자주 전화를 해 수다를 떨었고, 치료 중인 나를 위해 집 앞으로 찾아와 같이 밥을 먹기도 했다.

그리고 동기들은 레지던트 생활을 하면서 생기는 이런저런 소소한 일들을 나에게 전화로 시시콜콜 보고를 해주니, 내가 비록 병원 안에 없지만 병원 돌아가는 일을 누구보다 더 잘 알게 되기도 했다. 커피를 사랑하는 나를 위해 수술 다음 날 커피를 사들고 와서, 입원해 있는 동안 이 한 잔만 마시라는 친구도 있었고, 나를 위해 휴가를 내고 나랑 같이 동물원으로 이태원으로 놀러 다녀준 고마운 친구도 있었다. 수술을 받기 위해 입원한 날에는 끊임없이 찾아오는 친구들 덕택에 수술의 두려움을 생각할 여유조차 없었다.

자기 환자들 회진을 돌다가 내 병실에도 들러서 "환자분 어떠세요?"라고 너스레를 떨면서 이것저것 얻어먹고 가는 동기들도 반가웠다. 평소엔 많이 친하다고 생각하지 않았는데 퇴원 후에도 종종 연락을 해서 안부를 물어주는 친구, 내 병원 등록 번호를 자신의 명찰 뒷면에 적어놓고 가끔씩 잘 지내는지 확인하겠다는 친구도 있었다.

이런 친구들 덕분에 가슴이 참 따뜻했다. 이런 친구들이 없었다면 혼자 덩그러니 누워 하염없이 TV 채널만 돌리며 궁상맞고 우울한 생각에 빠져 지내지 않았을까?

이 많은 사람들이 나에게 해준 이야기들은 나의 '병'에 대한 것이 아니었다. 그냥 살아가는 이야기, 상사 흉보기, 아랫사람들 흉보기, 놀러 갈 계획 등등 시시껄렁한 이야기들이 더 많았다. 관심과 애정은 그저 같이 시간을 나누는 것만으로도 충분한 것 같다. 위로가 될 만한 이야기를 해주지 않아도, 문제의 해결책을 제시해주지 않아도 좋다. 한 사람을 위해 자신의 귀중한 시간을 내어주는 것만으로도 그 대상이 되는 사람은 행복해질 수 있고 사랑받는다는 느낌을 경험한다. 요즘처럼 바쁜 시대에 '시간'이야말로 그들이 나에게 줄 수 있는 가장 귀중한 선물이 아닐까?

요즘 나는 "더 이상 아프지 않게 해주세요"가 아니라 "나에게 이 모든 걱정과 갈등과 힘든 상황을 극복할 수 있는 힘을 주세요"라고 기도한다. 그리고 나에게 힘을 주었던 모든 사람들에게 나도 힘을 줄 수 있는 사람이 될 수 있게 해달라고 기도한다.

우울증에 빠지지 않으려면

한국인 유방암의 특징 중 하나는
유방암 발생 나이가 서양보다
10년 이상 젊다는 것이다.
정확한 이유는 알 수 없다.
서양식 식생활과 생활양식의 변화
때문이라거나 인종적 차이
때문이라는 등 여러 가설이 제기되고
있지만 아직까지 정확히
밝혀진 바는 없다.

어쨌든 젊은 유방암 환자가 많다 보니, 자녀들이 중고등학교에 재학 중인 경우가 가장 많고, 유치원생이나 초등학생 아이를 둔 엄마들도 꽤 많다. 엄마 유방암 환자들은 진단을 받으면 자신이 유방암이라는 사실에 놀랄 겨를도 없이 자식들 걱정부터 한다. 아이가 고3인데 시험 기간이라며 항암치료 날짜를 늦춰 달라고 하는 엄마도 있고, 치료 중인 자신의 모습을 아이들이 보면 충격을 받을 테니 차라리 계속 입원해 있겠다고 고집을 피우는 엄마들도 있다.

보통 사람이라면 누구나 암이라는 진단에 우울하고 불안하고 두려운 마음이 들 수밖에 없다.

나을 수 있을까?

치료하는 것이 힘들지는 않을까?

내가 아픈 동안에 아이들과 남편은 누가 돌봐주지?

돈은 많이 들지 않을까?

어떤 의사에게 치료를 받아야 좋을까?

도대체 이런 병이 왜 나한테 생긴 걸까?

암은 치료해도 재발될 수 있다고 하던데,

나도 재발하면 어떻게 하지?

처음에는 너무 많은 생각들이 머리와 마음을 가득 채우고 자신을 괴롭힌다. 치료 방침이 결정되고 일정한 주기로 치료가 시

작되어도 한동안은 자기에게 암이라는 병이 찾아왔다는 사실
을 믿기 어렵다. 결국 암을 진단받은 환자가 우울함, 정서불안,
적응장애 등을 느끼는 것은 존재적 상황 변화에 따른 당연한
감정 반응인 셈이다.

암 환자의 마음은 복잡하다

그동안 남편이랑 사이가 좋지 않았다면 그것 때문에 후회가 심
할 수도 있고, 반대로 남편을 원망할 수도 있다. 그동안 살면서
자신이 경험했던 나쁜 일들을 열거하며 자신의 인생을 비극적
인 것으로 규정하고 슬퍼한다고 해도 이해해줄 법하다.

진단과 치료 초반에는 남편과 아이들 모두 힘을 합쳐 나를 위
해 많은 일들을 분담하면서 치료에만 전념하라고 나를 격려해
준다. 하지만 막상 치료가 수개월째 계속되면 환자는 점점 더
힘든 과정으로 접어들고 있으며 하루하루 견디기 힘든 고통과
싸우고 있다는 사실을 가족들은 망각하기 시작한다.

겉으로 보기에는 크게 달라진 게 없으니 예전처럼 아내이자 엄
마로서 이러저러한 일들을 해달라고 요청하는 통에 속상하고
섭섭하기 짝이 없다. 수술받은 쪽 팔은 자주 쓰면 부기가 심해
지는데, 그걸 아는지 모르는지 설거지 한 번 도와주지 않는 남
편이 원망스럽다. 아침마다 학교에 지각하지 않도록 아이들을
깨우는 사소한 일도 이상하게 힘이 들고 짜증이 난다. 처음에

는 병원에도 데려다주고 부작용 때문에 고생하는 건 아닌지 세심하게 관심을 기울여주던 남편이 이제는 병원에 데려다주기는커녕 오늘이 항암치료 며칠째인지, 지금이 몇 주기 치료인지조차 모르는 것 같다.

유방암의 항암치료에 쓰이는 약제 자체가 뇌 신경세포를 억제하는 기능을 하기 때문에 정서적 우울감이 더 쉽게 발생할 수 있다. 항암제 부작용 때문에 밤에 잠을 제대로 못 자면 낮에 항상 피곤하기 마련인데, 그것만으로도 기분이 좋지 않다. 속이 울렁거려서 끼니도 제대로 못 챙긴다. 제대로 먹지 못하고 자지도 못해 기운도 없는데 유쾌할 턱이 있겠는가! 유방암 환자들이 치료 중에 우울한 감정이 들고 이것 때문에 힘들어하는 것은 당연한 일일지도 모르겠다.

직장을 다니며 돈을 벌던 사람이라도 치료가 시작됨과 동시에 직장을 그만두고 소득이 줄어드는 반면 치료비로 새로운 지출이 늘어나기 때문에 경제적으로도 어려움이 생긴다. 치료 중간에 발생하는 소소한 합병증 때문에 병원에 가는 일이 잦아지거나, 응급실에 가서 한바탕 고생을 하고 나면 치료고 뭐고 다 그만두고 싶다는 생각이 드는 것도 당연하다.

우울증, 빠지기 전에 방법을 찾자

정서적으로 힘들고 외롭고 우울한데 이런 감정들을 제대로 발

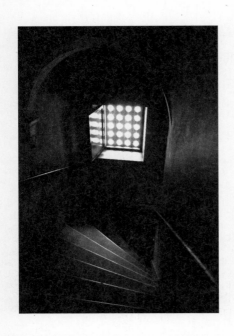

하나님의 더 큰 이야기는

우리에게 영원한 기쁨에 대한 희망을 주며,

신체적 제약과 작은 꿈의 상실 속에서도

그날까지 살아갈 용기를 준다.

_ 마르바 던

산하거나 완화시켜주는 탈출구가 없을 때, 우울감은 극대화되고 심각해질 수 있다. 병이 생긴다는 것은, 특히 암 진단은 그 자체로 인간의 몸과 마음을 약화시키고 힘들게 한다. 우리가 조심스럽게 유지해오던 취약한 일상은 병과 함께 단숨에 깨져버리고, 암 발병은 개인의 존재적 허약감을 드러내는 잔혹한 사건이 된다. 적당히 잘 포장하고 살았던 일상이 산산이 부서지고, 그동안 자신을 지탱해온 신념들도 같이 무너진다.

이런 사회적, 심리적인 요인뿐만 아니라 항암치료 중에는 난소 기능이 억제되고 이에 따른 호르몬 변화가 생기는데, 이것 또한 우울증과 관련이 있다. 생물학적인 이유로 우울함이 발생할 수 있다는 뜻이다.

그러므로 환자가 우울해한다면 충분히 공감해주면서 적극적으로 도움을 주어야 한다. 우울감에 대해 의료진에게 도움을 요청하는 것도 필요하다.

유럽이나 미국처럼 유방암 환자가 많은 나라에서도 아직 적극적으로 시행하지 못하고 있는 영역, 그러나 점차 변화의 노력이 나타나기 시작하는 영역이 바로 투병 중인 암 환자에 대한 정서적 지원 및 지지 프로그램이다. 이는 암 환자뿐만 아니라 환자를 둘러싼 가족 모두를 대상으로 진행되는 프로그램으로, 가족들을 치료의 동반자이자 환자의 지지자로 만들기 위한 노력이 포함된다.

암을 진단받은 환자의 심리적 스트레스를 시간의 변화에 따라 추적 관찰하다가 환자의 스트레스가 일정 수준 이상에 도달하면 적절한 정서적 지원을 제공한다. 그것은 정신과 진료일 수도 있고, 신부나 목사나 스님 등을 통한 종교적 지원일 수도 있다. 경제적 어려움이 심각한 경우에는 사회복지 담당자와 연결해서 가능한 지원 방안을 찾아주기도 한다.

유방암은 생존 기간이 긴 편인데, 이는 곧 투병 기간이 길다는 뜻이기도 하다. 부정적으로 보면 여러 고통에 노출되는 시간이 길다는 의미이기도 하다. 그러므로 생존자에 대한 정서적 지원 프로그램이 더욱 적극적으로 모색되어야 한다.

운동

우울증의 극복이나 예방을 위해 가장 쉽게 권할 수 있는 것은 정기적인 운동이다. 서서히 근육을 강화시킬 수 있는 피트니스를 해보는 것도 괜찮고, 요가나 가벼운 조깅도 좋을 것 같다. 스트레칭을 제대로 배워서 매일 30분 이상 한다면 그것도 큰 운동이 될 수 있다. 치료 중에 땀을 많이 흘리며 격렬한 운동을 하는 것은 탈수나 전해질 불균형 등 신체적 이상을 초래할 수 있으니 가볍고 쉬운 운동을 꾸준히 하는 것이 좋다.

중요한 점은 정기적으로 하는 것. 적당한 운동은 혈액 순환을 돕고 몸을 상쾌하게 해줄 뿐 아니라 정서적으로도 우울감에 빠지지 않도록 도움을 준다. 바깥바람을 쐬고 다른 사람들이 살아가는 모습을 보면서 전신을 움직이는 운동이라면 더욱 좋다. 병으로 움츠러든 몸과 마음을 깨울 수 있기 때문이다.

새로운 취미 생활

자신의 병이나 치료 과정을 잊을 수 있는 다른 뭔가를 찾아서 집중해보는 것도 좋은 선택이다. 항암치료와 방사선치료를 받는 동안에는 신체적인 변화가 많이 생긴다. 하루하루 조금씩 변화가 누적되고 시간이 지나면 또 다른 증상들이 발생하기 때문에 자꾸 그런 증상의 변화에 신경이 쓰일 수밖에 없다.

'이건 왜 이러지? 이런 증상이 생기는 건 괜찮은 건가? 어, 이 증상이 이렇게 오랫동안 계속된 적은 없었는데, 뭔가 잘못된 건 아닐까?' 이런 의문이 꼬리에 꼬리를 물고 연결되며 머릿속을 가득 채운다.

자잘한 증상들에 너무 연연하는 것은 불필요한 일이고, 정신건강만 해칠 뿐이다. 그러니 가능하면 내가 아프다는 사실을 잠시라도 잊고 집중할 수 있는 다른 일을 찾길 바란다.

목표를 세워 조금씩 단계적으로 성취하는 기쁨을 누릴 수 있다면 더할 나위 없이 좋다. 해결되지 않는 소모적인 감정에 매몰되어 축 늘어져 있기보다는 잠시라도 아픈 현실을 잊고 뭔가를 배워보는 것, 손을 놀리며 뭔가를 만들어보는 것, 집중해서 시간을 보낼 수 있는 취미를 가져보길 권한다.

환자들의 이야기를 들어보면 책읽기는 생각보다 어렵다고들
한다. 활자가 눈에 잘 안 들어온다는 것이다. 책을 읽는 것이
여의치 않으면 악기를 배워도 좋고 화장술이나 꽃꽂이를 배워
도 좋다. 평소에 하고 싶었는데 생활에 필수적이지 않아 미뤄
놓았던 것들이 있다면 거기에 시간과 돈을 좀 투자하는 것도
좋겠다. 뭐든 시작해보시라.

정신과 진료

무엇보다 정신과 진료를 받는 것에 거부감을 갖지 않았으면
한다. 이러한 거부감이 과거보다는 많이 감소한 것은 사실이
지만, 정신과 진료를 권하면 반발하는 이들이 아직도 많다. 미
국에서는 암을 진단받으면 아예 처음부터 반드시 정신과 진료
를 받도록 하는 경우도 많다. 암을 진단받으면 마음속에 오만
가지 걱정거리들이 생기고, 감정의 골짜기에 깊이 묻어두었던
감정들이 흘러나와 마음이 복잡해진다. 그럴 때 마음을 터놓
을 수 있는 친구도 좋지만, 처한 상황을 현명하게 헤쳐나갈 수
있도록 좀 더 전문적인 도움을 주는 정신과 진료와 면담을 적
극적으로 활용하면 좋겠다.
정신과 진료를 받는다고 해서 누구나 약을 처방받는 것은 아니
다. 게다가 요즘은 정신과 분야에도 좋은 약이 많아서 부작용
을 크게 걱정할 필요도 없다. 회진을 돌다가 "오늘은 좀 어떠세

요? 기분은 좀 괜찮으세요?"라며 일상적인 인사를 건넸을 때 고개를 푹 숙이며 한숨을 짓거나 눈물이 그렁그렁 맺히는 환자들이 있으면 나는 대개 정신과 진료를 추천한다.

정신과 진료를 받은 후 훨씬 편안해지는 환자도 많이 보았다. 마음에도 감기가 든다. 마음에 감기가 걸린 상태가 바로 우울증이다. 마음의 감기 때문에, 컵에 물이 반쯤 차 있는 걸 보고 '아직 물이 반이나 남았네'라고 생각하지 못하고, '물이 겨우 반밖에 안 남았네'라고 비관적으로 생각하는 것이다.

정신과 약은 한 번 투여하면 체내 농도가 유지되면서 약효가 본격적으로 나타나기까지 대개 2~3주 정도 걸리고, 경우에 따라서는 몇 개월 정도 지속적으로 복용해야 할 수 있다. 그걸 부담스러워 하는 환자들도 많지만, 정신과 약들이 항암치료 기간에 발생하는 구토감을 억제하고 암으로 인한 통증을 경감시키는 데도 도움이 된다는 보고도 있다. 혹시나 부작용이 심해 약을 견디기 힘들면 정신과 의사와 재차 상의해 약을 감량하거나 바꾸는 것으로 해결하면 된다.

마음에 감기가 찾아오면 감기약을 먹고 이겨내자. 감기는 우리가 얼마든지 물리칠 수 있는 병이니까.

멋진 굿 바이란 무엇일까

암을 진단받고, 인생 처음으로 내가
죽을 수도 있다는 생각을 해보았다.
이전까진 만 26년, 햇수로 28년의
(짧다면 짧고 길다면 긴) 삶을 살면서,
단 한 번도 죽음을 생각해본 적이
없었다. 나에게 죽음은 막연히 두렵고,
이야기하는 것조차 꺼려지는 그런
주제였다. 사람은 누구나 생각지도
않았던 갑작스러운 사고로 죽을 수도
있고, 영화 속 비련의 주인공들처럼
젊은 나이에 몹쓸 병에 걸려
죽을 수도 있다.

하지만 내 또래의 건강한 사람들이 다 그러하듯, 나 역시 나에게 해당되는 일은 아니라는 근거 없는 자신감을 가지고 있었다. 막연히 '여든 살쯤 되었을 때 손자들을 눈앞에 두고 노환으로 죽지 않을까'라는 상상만 해봤지, 내가 정말 죽을 수도 있다고는 생각해본 적이 없다. 암으로 고통스러운 투병을 하다가 죽을지도 모른다는, 가슴이 먹먹해지는 그런 생각도 당연히 해보지 않았다.

죽음을 생각하면 더 잘 살게 된다

죽음에 대한 막연한 두려움으로 우울해하던 나에게 커다란 깨우침을 준 사람이 있었으니, 바로 드라마 〈CSI 과학 수사대〉의 길 그리섬 반장이다. 매일같이 사고나 범죄로 예기치 못했던 죽음을 맞이하는 사람들, 그리고 작별 인사도 하지 못한 채 남겨진 사람들을 보면서 그리섬 반장은 혼자 나지막이 이렇게 이야기했다. "차라리 암에 걸려서 죽는 게 더 나을 거야. 그러면 최소한 사랑하는 사람과 작별 인사를 할 시간은 충분히 가질 수 있으니까." 나에게는 그토록 두려웠던 암 환자로서 맞이하는 죽음이 누군가에게는 오히려 다행스러운 일일 수 있다는 생각에 마음이 한결 가벼워졌다.

〈암 환자는 암으로 죽지 않는다〉라는 책 제목처럼, 내 죽음이 어떠할지는 아무도 모른다. 비록 3기 암을 진단받았지만 내가 암으로 죽을지 아니면 불의의 사고로 죽을지, 천수를 누리다 늙어서 노환으로 죽을지는 아무도 모를 일이다. 누구나 그러하듯 언젠가는 사랑하는 이들의 배웅을 받게 될 것이다. 사랑하는 이를 먼저 보내는 일은 슬픈 일이지만, 내 죽음은 평온하고 품위 있으며 슬프지 않은 죽음이 되었으면 좋겠다. 죽음에 대한 생각을 하다 보니 잘 죽는 것도 준비가 필요하다는 것을 깨닫게 되었다. 인생의 새 출발인 결혼식을 정성과 노력을 들여 오랜 시간 준비하듯, 인생의 완성인 죽음도 준비가 필요한 것이 당연하다.

죽음을 생각하고 준비하면서 내 삶은 참 많이 바뀌었다. 소극적인 성격에 감정 표현도 서툰 사람이었던 내가 사랑하는 사람에게 사랑한다고 얘기하고, 고마운 사람에게 고마움을 표현하고, 미안한 사람에게는 미안하다고 사과하고, 반가운 사람에게는 환하게 웃어주는 그런 사람으로 변해가고 있었다. 병원에서 일하는 동안 진심으로 웃어본 적 없이 굳은 표정만 짓고 있었던 내 얼굴에 웃음이 번져가고 있었다. 죽음 앞에서는 누구나 진실해질 수밖에 없나 보다.

죽음을 가르쳐준 영화 〈굿' 바이〉

죽음에 대해 생각하면서 여러 책과 영화를 봤지만 아직도 가장 잊히지 않는 감동적인 영화는 〈굿' 바이: Good & Bye〉라는 일본 영화(원제 おくりびと: Departures, 2008년)다. 도쿄의 첼리스트가 전문 납관사가 되는 과정을 통해 삶과 죽음의 소중

함을 그리고 있다. 죽음을 눈앞에 두고 있다면, 사랑하는 사람을 먼저 보내야만 한다면, 꼭 한 번 다시 보고 싶은 영화다.

그 영화에서 염을 하고 납관을 하는 장면들을 처음 보았는데, 건강히 살아 있는데도 미리 묫자리를 알아보러 다니고 수의를 준비하는 어른들이 그제야 이해가 되었다. 평생 정말 단 한 번인 장례식을 왜 아무도 미리 준비하지 않을까 하는 의문이 들었다. 그리고 어쩌면 남겨질 사람들에게 마지막으로 하는 인사인데 아무런 준비 없이 떠난다는 건 사랑하는 사람들에 대한 예의가 아니다.

그 영화를 본 후, 생각날 때마다 일기장 한 귀퉁이에 '마지막 인사'에 대한 생각들을 적기 시작했다. 빼먹지 않기 위해 마지막 인사를 해야 할 사람들 이름을 적어보기도 하고, 나를 추억할 만한 것들을 남기기도 하고, 내게 마지막 안식처가 될 만한 후보들을 적어보기도 했다. 결혼식을 혼자 상상하듯 나의 장례식도 상상하기 시작한 것이다. 나의 마지막 인사는 "Good, bye"가 될 수 있도록 말이다.

죽음을 생각하는 삶은 오히려 더 행복하고 즐겁다. 내 죽음이 미련스럽지 않고, 슬프지 않고, 아름다운 죽음이 되도록 하루하루를 진실하고 행복하게 살아가고 있기 때문이다. 길 그리섬 반장의 말처럼, 암을 진단받은 것이 어쩌면 다행이라는 생각마저 하게 될 정도로.

암으로 죽게 된다면

임종에 대한 준비는 심각하게 불편한
증상이 없을 때, 환자의 건강 상태가
나쁘지 않을 때, 의식이 명료하고
판단력이 명확할 때, 그럴 때 해야
한다. 필요하면 가족들과 상의하는
것도 좋겠다. 임종을 어떻게 맞이할지
고민하고 준비한다는 것이
치료 포기를 의미하지는 않는다.
의사는 현대 의학의 범위 안에서,
과학적인 방법으로 치료의 가능성이
있는 한에서, 최선을 다해 치료해야
한다. 환자는 어떤 어려움도
이겨내겠다는 의지로 치료 과정의
어려움을 견뎌야 한다.

암 환자를 진료하는 종양내과 의사가 된 후, 가끔 내가 암을 진단받는 꿈을 꾼다. 그것도 수술을 할 수 없는 4기 암으로.

직업은 속일 수 없는지, 꿈속에서도 내가 진단을 받는 상황은 매우 구체적이다. 왼쪽 쇄골하 림프절 검사에서 암세포가 발견되면서 4기 위암을 진단받아 수술이 의미가 없는 경우도 있었고, 직장암이었는데 당장 수술하기에는 주위 림프절 전이가 많아 일단 항암치료를 먼저 해보고 반응을 평가하기로 한 경우도 있었다. 무슨 암이었는지는 정확히 기억나지 않지만 대략 비슷한 상황에 처했던 꿈을 몇 번 더 꾸었다.

꿈속 상황은 거의 비슷하게 흘러갔다. 아프게 조직검사를 했고, 수술을 할 수 있는 단계인지 아닌지 조바심 내며 결과를 기다리다가 결국 수술을 할 수 없는 단계로 판명되어 항암치료를 시작하는 것이 전형적인 흐름이었다. 평소 지겨울 정도로 환자에게 수없이 설명했던 그 항암제를 내가 맞는다. 꿈속의 나는 너무 두렵다. 남들 앞에서 눈물을 보이지 않으려고 이를 악물고 참는다. 가족이 걱정되고 내 인생이 억울해서 가슴이 먹먹해진다. 그렇게 괴로워하다가 깬다. 어찌나 이를 악물었는지, 진짜로 턱 관절이 아프다. 눈물도 꽤 흘렸는지 부어오른 눈두덩이 뻐근했다. 가슴도 아프고 목이 탄다. 그렇게 잠이 깨는 건 대개 어정쩡한 새벽이라서, 그 김에 일어나버린다.

사실 그런 꿈을 꾸는 날은 정해져 있다. 환자의 검사 결과가 예상보다 훨씬 나쁘게 나와서 크게 상심하거나, 건강검진을 받다가 우연히 암이 발견됐는데 이미 뇌까지 전이된 4기 상태인 환자를 진료한 날. 그런 날 밤에는 나도 너무 속상하고 마음이 아파서 그런 꿈을 꾸는 것이다. 암 진단을 받는 꿈을 꾼 다음 날은 환자들을 대하기가 좀 더 조심스럽다. 그들의 힘든 마음이 조금 더 이해되어서, 혹시라도 내가 상처를 덧내는 말을 하면 안 된다는 생각을 하기 때문이다.

임박한 죽음 앞에서

할머니 할아버지 환자들을 볼 때는 사실 마음이 그리 힘들지 않다. 병을 대하는 그분들의 태도는 삶의 여러 이벤트들과 크게 다르지 않은 것 같다. 병을 받아들이는 태도도 성숙해 보이고, 때론 잘 낫지 않는 병을 어떻게 어디로 끌고 갈지 다 아시는 것처럼 보인다.

"숨차서 힘드시죠?"
"병이 그런 건데 뭐 어쩌겠어. 원래 담배 많이 피워서 숨이 좀 찼어. 참을 만해."

"복수 때문에 식사하시기 힘드시죠? 밥을 거의 못 드셔서 어떡해요?"
"늙은이가 많이 먹으면 못 써. 그냥 소식해야지. 다 이치에 맞게 살라는 하늘의 뜻이야."

"밤에 잠이 잘 안 오세요? 잘 주무셔야 몸 컨디션이 그럭저
럭 유지되실 텐데요."
"병원에서 아무것도 안 하고 지내는데 뭐 잠이 잘 오겠어?
빨리 집으로 가는 게 낫지. 퇴원시켜줘."

"병이 쉽게 낫지 않네요. 어떻게 하죠?"
"나 자식들 다 키워서 시집 장가 다 보냈어. 죽어도 돼. 그
냥 고통만 없었으면 좋겠어. 할 일 다 마치고 저승사자가
데려갈 날만 기다리고 있으니 걱정하지 마. 괜찮아."

이런 대화가 오가면 내가 환자를 진료하는 의사인지, 환자가
나에게 가르침을 주는 스승인지 잘 모를 지경이다. 현명한 노
인들이 참 많다. 삶에 집착하지 않고 자기 삶을 정리한다. 끝까
지 항암치료를 받겠다고 우기는 분들도 가끔 있지만, 대개 의
식이 명료한 노인들은 당신 스스로 치료를 종료할 적절한 시점
을 아시는 것 같다.
그렇지만 내 또래의 젊은 암 환자를 대하기는 쉽지 않다. 동년
배의 보호자를 대하는 것도 역시 어렵다. 환자도 보호자도 내
또래이니, 말 한마디도 더 조심해서 해야 한다. 자칫 하다간 의
사에게 자신의 분노를 투영projection할 수도 있다. 환자와 의사

의 관계가 깨지는 건 의사에게도 환자에게도 괴로운 일이다. 보호자와 의사의 관계도 마찬가지다.

"이렇게 자꾸 반복적으로 경기를 하시는 걸 보니, 의식이 갑자기 나빠지면서 심폐소생술이 필요한 위급상황이 올 수도 있겠습니다. 하지만 뇌 전이 상태가 심해서 심폐소생술은 의미가 별로 없을 것 같습니다. 오늘 밤이 고비가 될 것 같네요."

"우리 남편, 진짜 잘 나가던 사람이었어요. 이렇게 무너질 사람이 아니라니까요. 정말 좋은 사람이었는데, 왜 내 남편만 이렇게 고통받아야 하나요? 선생님, 제발 남이라고 생각하지 말고 잘 좀 봐주세요."

울부짖는 부인의 그 원통함에 내가 뭐라 드릴 말씀은 없으나, 계속 울면서 억울해하고 의사를 비난하는 듯한 태도를 보일 때면 나도 정말 난감하다. "저, 남이라고 생각하고 함부로 진료하는 거 아니에요!"라는 말이 마음속에서 꿈틀거리지만 꾹 참는다.

"환자분은 이제 더 이상 항암치료를 유지하는 것이 의미가 없습니다. 오히려 해가 될 수 있어요. 그나마 남은 시간들을 의도하지 않게 단축시키는 부작용이 생길 수도 있으니 이제 항암치료는 하지 않는 게 좋겠습니다."

"그러면 저희는 어떻게 해야 하나요? 아직 애들이 초등학교 입학도 안 했는데, 애들 엄마 병이 나빠지는 걸 뻔히 알면서도 지켜보고만 있으라고요? 애들은 엄마 없이 어떻게 지내라고요?"

나는 나름대로 최선을 다해 사실만을 전하지만, 환자나 보호자에게는 절대 받아들이고 싶지 않은 사실이기에 그 사실을 전달하는 내가 밉게 느껴지는 것일 게다.

가족을 두고 먼저 떠나는 슬픔, 가족을 잃는 슬픔을 표현하는 데 긴 말은 필요하지 않다. 하지만 외면한다고 해서 피할 수는 없다. 나는 죽음이 임박했다고 생각되는 환자에게는 그 사실을 알려주고 싶어 하는 편이다. 나이가 많든 적든, 죽음을 앞둔 사람은 죽기 전에 스스로 정리하고 싶은 것들이 있을 거라고 생각하기 때문이다. 내 마음의 빚, 남에게 진 신세, 가족들에게 꼭 하고 싶은 말, 꼭 보고 싶은 사람…. 마음속 깊이 숨겨진 바람을 이루고 원망을 없애서 마음을 가볍게 해주는 일, 죽어도 원이 없게 해주는 일이 필요하다고 생각한다.

임종을 준비하는 시간이 더 필요한 상황

의사가 보기에 심각한 말기 암으로 회생이 불가능하다고 판단되는 환자도, 정작 환자 자신은 자신이 죽을 거라는 생각을 잘 안 한다고 한다. 어떻게든 좋아질 거라고, 이번 고비만 넘기면 좋아질 수 있다고 믿는다고 한다. 나이가 젊을수록 그렇게 생각하는 경향이 강한 것 같다.

그렇지만 환자를 진료하다 보면 생체 징후들이 흔들리면서 순식간에 나빠질 것이 예상되는 순간들이 온다. 의사는 환자의 임종이 가까워지고 있다고 생각하는데 환자와 가족들은 그런 상황을 전혀 예상하지 못할 때, 의사와 환자 사이의 의사소통에도 문제가 생긴다. 임종이 예상되는 경우 의사는 과도한 검사나 치료가 환자에게 별로 도움이 되지 않을 거라고 생각하기 때문에 환자를 편안하게 해주고 싶다는 마음을 갖게 되는데, 환자와 가족들이 의사의 그런 심정과 의학적 상황을 제대로 이해하지 못하면 왜 끝까지 최선을 다해 치료해주지 않느냐며 원망을 하게 된다. 그래서 난 환자의 현재 상태에 대한 인식을 가족들과 공유하고 어떤 시점부터는 적극적인 치료보다 임종을 준비하는 시간이 더 필요한 상황이라고 명확히 말해주는 게 좋다고 생각하는 편이다. 그래야 환자도 지금 자신에게 가장 필요한 것이 무엇인지 돌이켜볼 시간을 가질 수 있지 않겠는가.

그렇지만 대부분의 가족들은 어떻게 그런 이야기를 환자에게 직접 하느냐며 반대한다. 가족들이 반대하면 나도 그런 이야기를 환자에게 하지 않는다. 공연히 분란을 만들기 싫어서이기도 하지만, 삶과 죽음이라는 엄청난 주제는 사람마다 생각이 다르고 의사인 내 생각이 틀릴 수도 있으니까.

그렇지만 가족들이 생각하는 것처럼 정말로 환자가 아무런 예상도, 준비도 못한 상태에서 죽음을 맞이하기를 원할까? 그건 사실 아무도 모르는 일이다. 많은 사람들이 부모에게는 그런 사실을 말하지 말라고 당부하면서도, 정작 자신이 그런 상황에 처했을 때 어떻게 하고 싶으냐고 물으면 자신에겐 솔직히 말해달라고 한다. 좀 모순 아닌가? 평소에 이런 이야기를 나누는 것을 금기시하다 보니, 환자 본인의 의사는 한 번도 확인해 본 적이 없는 상태에서 결국 정말로 중요한 결정이 환자 자신이 아니라 가족들에 의해 내려지는 것이 아닐까?

임종 직전에 여러 고통스러운 증상으로 힘들어하는 환자에게 "당신은 회생하기 어렵습니다. 돌아가실 가능성이 많으니 준비하실 일이 있으면 미리 준비하십시오"라고 말하는 것은 정말로 환자에 대한 예의가 아니라고 생각한다. 뭔가 준비하거나 실행에 옮길 여력이 남아 있지 않은 상태에서 그렇게 말하는 것이 무슨 의미가 있겠는가.

임종에 대한 준비는 심각하게 불편한 증상이 없을 때, 환자의 건강 상태가 나쁘지 않을 때, 의식이 명료하고 판단력이 명확할 때, 그럴 때 해야 한다. 필요하면 가족들과 상의하는 것도 좋겠다.

임종을 어떻게 맞이할 것인지 고민하고 준비한다는 것이 치료 포기를 의미하지는 않는다. 의사는 현대 의학의 범위 안에서, 과학적인 방법으로 치료의 가능성이 있는 한에서, 최선을 다해 치료해야 한다. 또 환자는 어떤 어려움도 이겨내겠다는 의지로 치료 과정의 어려움을 견뎌야 한다.

하지만 그렇게 열심히 치료하고 치료받는 과정과 함께, 죽음을 어떻게 맞이할 것인지도 조금씩 준비해야 한다. 죽음을 준비하는 것은 삶을 포기하는 것이 아니라 언제까지 유지될지 모르는 나의 남은 인생을 더 알차게 잘 살 수 있도록 도와주는 가장 핵심적인 방법을 제시해주기 때문이다.

단단해진 마음으로 살아가기

환자는 '병이 없는 상태'로 만족하지
않는다. 암의 표준치료가 종료된
이후라면, 이전보다 더 건강해지길
원한다. 또 인생 주기에 따라 내 질병
상태가 어떤 영향을 받을지 염려하고,
어떤 결정을 하는 것이 '더욱 건강한
상태'를 영위하는 데 도움이 될지
고민한다. 암은 없는 상태지만,
암 치료를 위해 받았던 항암치료나
방사선치료가 장기적인 합병증을
일으키지는 않는지 꾸준한 모니터링을
받고 싶어 한다. 그러나 아직 이런
부분은 전문적인 진료를 기대하기는
어려운 실정이다.

치료가 끝난 후에도 오랫동안 남아 있는 후유증

치료받은 지 10년이 지난 지금 나는 방사선치료의 영향으로 갑상선 기능이 떨어져서 갑상선호르몬제를 복용하고 있고(이것도 임신 중에 갑상선호르몬 검사를 꼭 해야 한다는 내분비내과 동기의 조언으로 우연히 알게 되었다), 림프절 절제로 치료 종료 몇 달 뒤부터 림프부종이 나타나서 정기적인 재활치료와 압박스타킹 착용이 필수가 되었다.

위팔부터 시작된 림프부종은 수년에 걸쳐 아주 서서히 진행되어 현재는 손등까지 부종이 진행됐다. 키보드 타이핑처럼 낮은 강도로 지속적인 부하를 받는 활동이 안 좋다는데, 이 글을 쓰고 있는 지금(!)도, 그리고 매일 진료를 보고 업무를 하면서 컴퓨터를 쓰지 않을 수 없으니 낮에는 손가락부터 겨드랑이 근처까지 오는 긴 압박스타킹을 착용하고 다니는 수밖에 없다.

생명에 지장이 없는 사소한 증상일 뿐이지만 림프부종은 왕성하게 사회생활을 하는 젊은 여자에겐 삶의 질을 '매우' 떨어뜨리는 큰 불편이다. 압박스타킹을 하지 않으면 부종으로 팽창감과 피부 변화가 생기는데, 날씨가 더운 여름에는 참 고역이다. 게다가 반팔 옷을 입으면 압박스타킹이 보이는 게 싫어서 얇은 여름용 가디건을 가지고 다닌 지도 오래다. 엄마의 왼손은 늘 스타킹이 끼워져 있으니, 우리 아들은 엄마 아빠 손을 잡을 때 무조건 엄마는 오른손, 아빠는 왼손을 잡고 다닌다.

이 외에도 항암치료 때문에 난소기능이 떨어져서 여성호르몬 분야를 전문으로 보는 산부인과 동기에게 정기적인 검사를 받고 있다. 40세 이전에 조기 폐경이 오면 여러모로 경과가 좋지 않다고 알려져 있어서, 나의 난소들이 조금만 더 힘내서 버텨주길 바라고 있다. 그 때문인지 아니면 병원 업무로 앉아 있는 시간이 길어서인지 요즘은 콜레스테롤 수치도 올라가고 있어서, 그야말로 살기 위해 운동을 열심히 하고 있다.

의사가 행복해야 환자도 행복하다

나와 같은 장기 암 생존자에 대한 체계적인 진료가 꼭 필요하지만, 아직 우리나라 의료 현실에서는 다소 무리가 아닌가 싶다. 환자와 의사 모두 수많은 환자 진료에 치여서, '3분'이라는 짧은 시간에 '병이 없는 상태' 혹은 '병이 잘 조절되는 상태'면 그저 만족해야 하는 처지다. 예약하는 것도 너무 힘들었는데, 끊임없는 환자 진료에 지쳐 있는 의사에게 시간에 쫓기면서 진료받고 싶은 환자는 아무도 없을 것이다. 오늘 내 진료를 보는 의사는 평안하고 여유롭게 나의 궁금증이나 고통에 공감해주었으면 하고, 오늘 내 수술을 맡은 교수는 어제 하루 정도는 논문이나 진료, 릴레이 회의가 없어서 최상의 컨디션이길 원하고, 오늘 내 수술에 보조로 참여할 전공의는 눈도 좀 붙이고, 병동에서 끊임없이 오는 콜에도 시달리지 않는 상태였으면 한다.

의사가 행복한 병원에서 진료받고, 진료하는 것이 요즘 나의 가장 큰 소망이다. 그리고 앞으로 장기 암 생존자가 더 많아질 텐데 지금의 내 선배, 동료, 혹은 후배 의사들 중 누군가는 이 영역에 관심을 가져주길 기대한다.

치료 종료 5년까지는 6개월마다 암 재발 여부를 검사했고, 5년 뒤부터는 1년마다 검사를 받았다. 지난 1월 중순경, 10년째 유방암 정기검진을 완료했고, 감사하게도 이상이 없다는 얘기를 들었다. 10년이나 지났는데도 정기검진을 받으러 가는 날은 여전히 가슴이 두근두근하다. 검사받을 거라고 미리 알려주면 결과가 나올 때까지 가족들이 내내 걱정만 할 것 같아서, 검사 일정을 얘기하지 않은 지도 오래다.

유방 검진을 하는 영상의학과 주치의 선생님이 "괜찮습니다. 아무 이상 없습니다!"라는 명쾌하고 경쾌한 결과를 들려주면 "감사합니다!"라는 대답이 절로 나온다. 정말 세상에서 건강만큼 소중한 건 없다. 유방암 치료가 끝난 지 벌써 10년이나 지났고, 꾸준히 정기검진도 받고 있지만, 두통이 여러 날 지속되거나 며칠씩 허리가 아프면 여전히 '혹시?' 하는 마음부터 생긴다. 그렇지만 이제는 어느 정도 마음이 단단해졌다. 적어도 두려움에 잠식되어 소중한 하루를 헛되이 보내는 일은 없다. 모든 사람은 태어나는 순간부터 죽음을 향해 살아간다. 어떠한 이유든 나중에 죽음의 순간이 찾아왔을 때 후회하지 않기 위해, 오늘도 충실히 하루를 보낸다.

치료 후 합병증 문제와
추적 관리의 의미

사람들은 검사를 자주 하면
재발의 징후를 놓치지 않고
발견할 수 있으니 뭔가 도움이 될
거라는 믿음을 갖지만,
이것이 언제나 맞는 것은 아니다.
애매한 검사 결과 때문에 추가
검사나 반복 검사를 하게 되어
비용이 증가하고, 받지 않아도 될
스트레스를 받는 경우도 많다.

추적 관리

유방암 치료를 위한 수술, 항암치료, 방사선치료 등을 마친 후
에는 6개월에서 1년에 한 번씩 정기검진을 받게 된다. 일차적으
로 의사의 촉진과 시진 등의 신체검진을 수술 후 3년 동안 3~4
개월에 한 번, 이후 2년간은 6개월에 한 번, 보통 암 완치라 일컫
는 5년 후부터는 1년에 한 번씩 받을 것을 권고한다. 영상검사는
1년에 한 번씩 시행하라고 한다. 특별한 증상이 없는데 영상검사
나 종양표지자 검사를 하는 것은 추천되지 않으며, 이전에 없던
새로운 증상이 나타나면 그때 영상검사를 하는 것이 적절하다.

실제로 우리나라 병원에서는 통상적으로 알려진 국제 권고안
보다는 검사를 더 자주, 많이 하는 편이다. 이러한 관행에 대해
서는 한편으론 합리적인 근거가 있지만, 좀 더 강력한 근거가
필요한 부분이 있는 것도 사실이다.

사람들은 검사를 자주 하면 재발의 징후를 놓치지 않고 발견할
수 있으니 뭔가 도움이 될 거라는 믿음을 갖지만, 이것이 언제
나 맞는 것은 아니다. 애매한 검사 결과 때문에 추가 검사나 반
복 검사를 하게 되어 비용이 증가하고, 받지 않아도 될 스트레
스를 받는 경우도 많다. 혹은 재발을 조기에 발견했다 하더라
도 병의 속성상 완치가 어렵기 때문에, 괜히 발견 시점만 앞당
기는 형국이 되어 전이성 암에 대한 치료 기간만 늘어나는 것
이라는 비판적인 의견도 있다.

장기 합병증(long-term effect) 과 후기 합병증(late effect)

암 치료 과정에서 발생한 부작용이 치료 후에도 사라지지 않고 오랫동안 지속되는 증상을 장기 합병증이라고 하고, 암 치료 기간에는 발생하지 않았으나 치료 종료 후 새롭게 발생한 증상을 후기 합병증이라고 구분한다. 하지만 대부분의 환자는 이 두 가지 합병증을 모두 갖고 있는 경우가 많다.

항암치료와 관련해 발생하는 후기 합병증

심혈관계 유방암 항암치료 중 흔히 사용되는 안트라사이클린anthracycline 유사체(독소루비신, 에피루비신)는 누적 용량이 450mg/m² 이상 투여되었을 때 심혈관계 기저 질환이 있거나 신체 조건이 취약한 환자에서 심근병증이 발생할 수 있는데, 이는 비가역적 변화를 초래한다는 점에서 치명적이다. HER2 유전자 이상 환자에게 사용되는 표적치료제 트라스투주맙trastuzumab(허셉틴)은 심혈관계 이상을 유도할 수 있지만, 이는 대개 투약을 중단하면 호전될 수 있다. 탁센taxane 계열의 항암제도 일시적으로 심장박동을 감소시킬 수 있지만, 빈도와 정도가 심하지는 않다. 왼쪽 유방암이면서 HER2 양성인 환자들은 수술 후 안트라사이클린뿐만 아니라 트라스투주맙을 치료 약제로 사용하며, 항암치료 후 왼쪽 가슴으로 방사선치료가 병행된다. 따라서 이러한 환자들은 심장 손상의 위험이 높으니 각별히 주의가 필요하다. 항호르몬치료를 하는 경우 체중 증가, 고지혈증, 지방간 등이 동반되는 경우가 흔하다. 심혈관계 질환과 동반되어 발생하는 경우 대사증후군의 위험 요인이 되므로 지속적인 관리가 필요하다. 이러한 합병증을 사전에 발견하기 위한 선별검사 가이드라인은 없지만, 대략 아래와 같은 항목을 시행해볼 수 있다.

검사 항목	검사 간격
공복 시 혈중 지질검사	비정상일 경우 1년에 한 번
갑상선호르몬 검사 : 목에 방사선치료를 받은 경우	증상이 없다면 수년에 한 번
자가 혈압 관리	최소 1년에 한 번
심초음파 : 종격동에 방사선치료를 받았거나 심장 독성 항암제를 사용한 경우	고위험군에서 1~2년에 한 번
경동맥 초음파 : 목에 방사선치료를 받은 경우	고위험군에서 2년에 한 번
심근 손상 마커 혈액검사	무증상 고위험군에서 1~2년에 한 번
심전도	2~3년에 한 번

호흡기 유방암에서 사용하는 항암제는 장기적인 호흡기 문제를 야기하는 빈도가 높지 않고 투약을 중단하면 호전되는 가역적인 변화가 대부분이지만, 드물게는 사망하는 경우도 있다. 안트라사이클린에 의한 간질성 폐렴, 방사선치료로 인한 방사선 폐렴 등이 흔한 호흡기 합병증이다. 폐질환의 과거력이 있거나 고령의 환자에서 폐에 문제가 발생할 가능성이 높다.

골다공증 유방암 치료를 위해서는 여성호르몬인 에스트로겐을 억제하는 것이 중요한데, 항암치료나 항호르몬치료가 난소의 기능을 저하시켜 에스트로겐을 낮춘다. 그런데 에스트로겐이 떨어지면 필연적으로 골다공증의 발생 빈도가 증가한다.

따라서 유방암 치료 후에는 정기적인 골밀도 검사를 통해 골다공증 발생 여부를 모니터링하고, 조기에 치료하는 것이 효과적이다. 금연과 절주, 칼슘이 풍부하고 하루 600IU 이상의 비타민D를 섭취할 수 있는 식단, 하루 15분 이상 햇빛을 쬐는 야외 활동과 규칙적인 운동이 골감소를 막는 데 도움이 된다.

각종 가이드라인에서는 오른쪽 표[263p]와 같이 골다공증 선별검사 및 치료 기준을 제안하고 있다. 폐경 후 여성에서는 T-score가 -2.5보다 낮으면서 한 군데 이상의 골절을 동반한 경우, 폐경 전 여성이라면 Z-score가 -2.0 이하의 경우 골밀도가 낮은 것으로 간주하고 골다공증 치료를 시작하는 것이 좋다.

불임 및 성호르몬 저하 대부분의 항암치료제는 생식기능을 저하시켜 불임을 초래할 가능성이 있다. 따라서 치료 시작 전에 불임의 위험에 대해 의사와 충분히 논의하고 정자 및 난자 채취와 보관, 수정란 보관 등의 대안을 마련하는 것이 필요하다.

항호르몬치료를 하면 여성의 난소기능이 억제되어 혈중 에스트로겐 농도가 떨어지면서 폐경기 증상이 나타날 수 있다. 나이가 젊을수록 안면 홍조, 성기능 장애, 골다공증, 조기 폐경 등 폐경기 증상을 심하게 겪고, 이에 따른 육체적, 심리적 후유증을 경험하게 된다. 성적 욕구가 감소해 배우자와의 관계에 어려움을 겪기도 한다. 항호르몬제 중에서 아로마테이즈 억제제를 복용하는 유방암 환자는 타목시펜을 복용하는 여성에 비해 질 위축증, 성욕 감퇴, 성교통 등을 더 경험한다고 알려져 있다.

	대상	선별검사 간격	골다공증 치료 기준
ASCO	● 위험군 여성 _ 65세 이상 _ 60~64세이면서 골다공증 위험 요인을 갖고 있는 경우 _ 아로마테이즈 억제제 치료를 시작하는 경우 _ 난소 억제치료를 받는 폐경 전 여성	매년 DEXA	T-score<-2.5
NCCN	_ 아로마테이즈 억제제 치료를 시작하는 여성 _ 안드로겐 저해치료를 시작하는 남성	2년에 한 번 DEXA	● 다음의 한 경우에 해당할 때 _ T-score<-2.0 _ 고관절 골절에 대한 FRAX 10년 예측률이 3% 이상 _ 주요 골다공증 골절에 대한 FRAX 10년 예측률이 20% 이상
국제 전문가 패널	_ 아로마테이즈 억제제 치료를 시작하는 여성	1~2년에 한 번 DEXA	● 다음의 한 경우에 해당할 때 _ T-score≤-2.0 _ T-score≥-2.0이나 2개 이상의 임상적 위험 요인을 갖고 있는 경우*

*T-score<-1.5, 나이>65세, BMI<20kg/m², 고관절 골절의 가족력, 50세 이후 골절 병력, 6개월 이상 스테로이드 사용, 흡연 경험

그러나 시간이 경과하면 (대개 항암치료 후 1~2년 정도) 낮은 에스트로겐 농도에 몸이 적응하기 때문에 증상이 완화될 수 있다. 증상 완화를 위해서는 특정 약물을 복용하기보다는 생활습관을 바꾸고 요가, 수영, 에어로빅 등 신체 활동에 집중하는 것이 더 효과적인 대안으로 제시되고 있다.

질 건조증에는 질 윤활제^{lubricant}나 바르는 에스트로겐 크림이 증상 완화에 도움이 된다. 그러나 바르는 에스트로겐 크림은 전신적인 에스트로겐 수치에 어느 정도 영향을 미치는지 명확히 분석된 바가 없어서, 질 윤활제를 우선으로 시도해보는 것이 안전하다. 성호르몬 감소에 따른 질 건조증, 성교통 등의 발생으로 부부 관계가 원활하지 않아 심리적 갈등을 겪는 경우가 많으므로, 부부 상담 등 지원 프로그램이 마련되면 좋을 것 같다.

신경계 탁센 계열의 항암제는 운동 및 감각기능을 손상시키는 말초신경염을 가장 흔하게 유발하며, 자율신경계에도 영향을 미쳐서 기립성 저혈압, 장운동 저하로 인한 변비 등이 나타나기도 한다. 이러한 증상은 대개 치료 중에 발생해 장기적인 합병증으로 남는 경우가 많고, 한 번 발생하면 회복되기까지 6개월에서 2년 정도의 시간이 걸린다.

항구토제로 병용되는 스테로이드 때문에 백내장 등의 안과적 질환이 생길 수 있다. 또 항암치료 후 15~25%에서는 인지기능, 기억력, 주의 집중력이 감소하며, 항호르몬치료 또한 인지

기능을 저하시킨다고 알려져 있다. 그러나 대부분 시간이 경과하면서 1년을 전후로 호전되는 경향을 보인다.

구강 관리 항암치료를 마치고 나면 예전에 충치 치료를 받을 때 사용된 에나멜이 부식되어 있거나 장기적인 잇몸질환이 발생할 가능성이 있다. 또한 골다공증 치료를 위해 사용하는 골감소 예방제제bisphosphonate를 투여한 경우에는 발치할 때 잇몸이 회복되지 않는 턱뼈 괴사osteonecrosis of jaw라는 심각한 합병증이 발생할 수 있다. 따라서 이러한 약제를 투여하는 환자들은 치과 진료를 통해 발치의 위험 요인을 사전에 점검하는 것이 필요하다.

후기 합병증은 노력해서 예방할 수 있는 것도 있고, 개인의 노력과 무관하게 발생하는 것도 있다. 폐경 후 증후군이나 수술 후 통증, 방사선치료 후 근육의 섬유화, 만성피로 등을 극복하기 위해서는 열심히 운동하는 것이 가장 효과적이고, 심혈관질환이나 대사증후군 예방을 위해서는 건강한 식단과 식생활 조절이 중요하다. 반면 종합비타민과 건강보조식품 등을 복용하는 것은 입증된 효과가 전혀 없기 때문에 추천하지 않는다.

기전에 고혈압, 당뇨, 심장병, 뇌혈관질환 등 만성질환을 가지고 있는 사람은 본인의 기저 질환이 악화되지 않도록 잘 관리하는 것이 중요하며, 이러한 위험 요인을 고려해 추적 관찰 기간에 필요한 검사를 병행하는 것이 좋겠다.

유방암 4기 진단을 받은 당신에게 드리는 부탁

치료를 포기하지
말아야 하는 이유

4기 암은 말기 암과 다르다.
특히 유방암의 경우, 비록 4기까지
진행됐다 하더라도 치료를
포기하거나 희망을 버려서는 안
된다. 유방암은 다른 암보다 치료
반응이 좋고, 다양한 항암제가
개발되어 있으며, 또 끊임없이
신약이 개발되는 분야이기
때문이다.

조기 유방암으로 진단받았어도 다른 장기로 재발하면 전이성 유방암, 즉 4기 유방암이 된다. 4기 암은 완치가 어렵다. 그러나 모든 4기 암이 말기 암인 것은 아니다. 현대 의학에서 '말기 암 환자'라는 용어는 암에 대한 치료적 관점으로 더 이상 뭔가를 시도해봐도 효과를 기대하기 어려울 경우, 그래서 독한 항암치료를 해서 생명 연장을 시도해보는 노력이 오히려 환자에게 해가 될 수 있다고 판단될 때만 쓰는 표현이다. 따라서 4기 암은 말기 암과 전혀 다른 것이다.

환자의 고통 줄여주는 완화의료

물론 말기 암 환자라고 해서 모든 치료를 포기한다는 말은 결코 아니다. 다만 암을 치료하기 위한 노력이 이득보다는 더 큰 손실을 가져다줄 것으로 예상되기 때문에 항암제 투여 등 암 치료를 하지 않는다는 뜻이다. 환자에게 발생하는 불편하고 힘든 증상을 완화시키기 위한 노력은 당연히 계속된다. 투약은 물론 각종 시술도 하고, 필요하면 수술을 해서라도 환자가 고통 없이 여생을 보낼 수 있도록 도와준다. 이러한 의료 행위를 통틀어 완화의료palliative medicine라고 부른다.

암 환자의 경과를 오래 지켜보며 진료하다 보면 '이제 항암치료를 그만하는 것이 낫겠다' 싶은 생각이 드는 때가 온다. 치료를 했는데도 반응이 거의 없고 오히려 독성이 환자를 힘들게 할 때, 환자에게 시도해볼 만한 새로운 약제가 더 이상 없을 때, 약제는 있으나 환자의 전신 상태가 너무 약해져서 항암제를 견디지 못할 것 같을 때, 의사는 환자와 보호자를 불러 치료를 망설이는 이유를 설명하고 추가 항암치료를 할 것인지 말 것인지 함께 의논해 결정한다.

다시 말하지만 4기 암은 말기 암과 다르다. 특히 유방암의 경우, 비록 4기까지 진행됐다 하더라도 치료를 포기하거나 희망을 버려서는 안 된다. 유방암은 다른 암보다 치료 반응이 좋고, 다양한 항암제가 개발되어 있으며, 또 끊임없이 신약이 개발되는 분야이기 때문이다. 환자들이 항암제를 비교적 잘 견딘다는 특징도 있다. 게다가 세포 독성 항암제 외에도 적절한 시점에 항호르몬제를 쓰면 병이 그럭저럭 잘 조절되는 경우가 적지 않다. 어떤 환자들은 항암치료 없이 항호르몬제만 복용하면서 무증상으로 2~3년을 견뎌내기도 한다.

실제로 어떤 환자의 차트를 보면, 10년이 넘는 긴 세월 동안 이어진 투병 기록이 남아 있어서 보는 이의 가슴을 뭉클하게 한다. 치료 중간에 심장에 물이 차서 관을 넣었던 일, 폐렴으로 중환자실에서 고생했던 일, 좋아지다가 재발하기를 반복하니 우울증이 와서 정신과 진료를 받았던 일, 처음 유방암을 진단받고 치료를 시작할 때 초등학생이었던 아들이 대학을 다니다가 입영하게 되었으니 항암치료 날짜를 연기해달라고 부탁했던 기록까지, 환자가 이겨낸 모든 일들이 차트에 고스란히 담겨 있다.

순전히 내 개인적인 믿음이지만, 다른 암 환자들과 달리 유방암 환자들은 유독 위기를 잘 극복해내는 힘을 갖고 있는 것 같다. 미혼의 아가씨들, 젊은 엄마들, 할머니들 모두 슈퍼우먼 같은 힘을 발휘하는 모습을 자주 본다. 때로는 항암치료를 오래해서 마땅히 쓸 약이 없는 환자들은 과거에 써봤지만 별 효과가 없었던 약을 다시 쓰기도 하는데, 신기하게도 이번에는 병이 좋아지는 경험도 한다. 쉽게 포기하지 말아야 할 이유가 명백하다.

현대 의학은 아직 유방암에 대해 모르는 것이 많다

유방암의 발생과 진행, 재발의 메커니즘 중에는 알려지지 않은 것이 더 많다. 2000년 〈네이처Nature〉라는 잡지에 유방암의 분자유전학적 특성을 바탕으로 5가지 그룹으로 구분하면 각 그룹별 질병의 경과와 환자의 예후를 더 명쾌하게 설명할 수 있다는 내용의 논문이 실렸다. 이 논문에서는 암세포 핵에서 발현되는 두 가지 호르몬 수용체(에스트로겐 수용체, 프로게스테론 수용체)의 발현 여부, 암세포 표면의 HER2 수용체 양성 여부를 조합해 전체 유방암 환자군을 5개 그룹으로 나누었는데, 이 중 호르몬 수용체 양성 그룹이 앞에서 말한 것처럼 오래 살고 치료 반응도 좋고 항호르몬치료만으로도 도움을 받는 집단이다. 그러나 이들은 수술 후 10년, 20년이 지난 후에도 재발할 수 있다. 일반적으로 암은 치료 종결 후 5년간 재발하지 않으면 일단 '완치' 판정을 내리는데, 유방암에서는 쉽게 완치를 말하기가 어렵다. 암세포가 아주 조용히 몸 안에 숨어 있다가 어떤 신호에 의해 자극을 받으면 재분열을 시작해 덩어리를 형성하며 우리 눈에 다시 암으로 포착되기 때문이다. 다 잊고 살 만한 때가 되었는데 병이 재발하면, 그게 간에서 재발되었든, 뇌에서 재발되었든, 일단 환자는 4기 암 환자라는 새로운 이름표를 달게 된다. 호르몬 양성 그룹의 환자들은 어쩌면 평생토록 재발의 위협에서 완전히 자유로울 수는 없는지도 모르겠다.

수술한 자리나 인근 겨드랑이 림프절에서 재발되는 것은 대개 치료를 마친 후 1~2년 안에 일어나는 일이기 때문에 이때는 국소 재발로 간주되고, 수술이나 방사선치료를 통해 다시 한번 완치에 도전해볼 수 있다. 전신 재발의 경우에도 내장 기관에는 전이되지 않고 뼈에만 전이가 되었거나 일부 림프절로 병이 국한되어 있으면 항호르몬제 복용을 통해 병을 억제하며 지낼 수 있다. 항호르몬제와 항암제 모두 지속적으로 많은 신약들이 개발되고 있어서, 재발한 4기 환자들은 신약 개발 소식도 빨리 접하고 임상연구에도 적극적으로 참여하며 의사와의 관계도 좋은 편이다. 이들 중에 슈퍼우먼들이, 영웅적인 투병 생활을 하는 분들이 종종 있다. 존경스러운 그 환자들에게 많은 것을 배운다.

반면 HER2 수용체 양성 그룹의 환자들은 세포 표면의 HER2 수용체를 막는 허셉틴이라는 단클론항체를 기본으로 사용하며,

여기에 항암제를 선택해 병용 치료를 한다. 허셉틴이 미국 FDA 승인을 받은 1997년 이전까진 HER2 수용체 양성 환자들의 치료 성적이 좋지 않았다. HER2 양성이라는 것 자체가 나쁜 예후 인자였고, 병의 진행 속도도 빨라 호르몬 양성 그룹과는 매우 다른 임상 양상을 보였던 것이다.

그러나 허셉틴의 개발 이후, 오히려 HER2 수용체 양성이 좋은 예후 인자가 되었다. 처음에는 HER2 수용체 양성 환자들 가운데 4기 유방암 환자에게만 효과가 입증되고 보험도 인정되었으나, 이후 허셉틴의 용도가 점점 확대되어 수술 전 항암치료나 수술 후 재발 방지 치료에서도 허셉틴을 쓰면 예후가 좋고 생존 기간이 놀랍게 연장되는 것이 알려졌다. 그래서 요즘에는 어떤 상황에서든 HER2 수용체가 양성이라면 무조건 허셉틴을 쓰는 것이 원칙이 되었고, 그렇게 하지 않는 진료는 '잘못된 진료 malpractice'로 간주되고 있다.

(불행히도 우리나라는 오랫동안 4기 암 환자들에서만 허셉틴을 보험으로 인정해주다가 2009년 9월부터 수술 후 재발 방지를 위한 허셉틴 사용을 보험으로 인정해주기 시작했다. 그전까지 수많은 종양내과 의사들은 건강보험 규정 때문에 표준치료를 하지 못한 셈이다. 2019년 현재, 1cm가 넘는 유방암에서 허셉틴 사용은 건강보험 혜택을 받을 수 있다.)

호르몬 수용체 음성, HER2 수용체 양성 환자들은 수술, 항암치료, 방사선치료를 마치고도 얼마 지나지 않아 재발할 가능성이 높고, 일단 재발하면 뇌로 잘 전이되는 경향이 있다. 호르몬 수용체도 양성, HER2 수용체도 양성인 환자들은 두 가지 특성이 모두 있다 보니 임상 양상이 약간 애매하게 섞여서 나타나는 편이다. 두 가지 수용체 중 어떤 것이 더 지배적인 성격을 갖고 병의 흐름을 장악하는지는 아직 정확히 알 수 없고, 많은 연구가 진행 중이다. 여하간 HER2 수용체가 양성인 환자들은 허셉틴의 도움으로 생존 기간이 놀랍도록 연장되었다는 것은 명백한 사실이다.

그러나 앞서 논의한 그룹들과는 달리 암세포 표면에 어떤 수용체도 발현되어 있지 않아 에스트로겐 수용체, 프로게스테론 수용체, HER2 수용체 모두가 음성인 그룹도 있다. 이를 삼중 음성 유방암이라고 분류한다. 전체 유방암 환자의 15% 정도를 차지하는 삼중 음성 유방암은 아직까지도 유방암을 진료하는 의사들에게 미지의 영역이자 좀 더 많은 연구가 필요한 분야이며, 현실적으로도 진료에 난항을 많이 겪는 그룹이다.

전통적인 항암제에 대한 반응은 오히려 좋은 편이어서 수술 전 항암치료를 할 경우 병리학적 완전 관해율이 호르몬 양성 그룹보다 높은 편이지만, 치료에 반응하지 않을 때는 병의 진행 속도가 매우 빨라 환자가 갑자기 사망하는 경우도 있다. 1기로 진단되어 수술을 성공적으로 마쳤는데 1년이 채 되지 않아 전신으로 재발되는 환자도 있고, 온몸이 멀쩡한데 뇌막으로만 전이되어 환자가 경기를 하며 의식이 나빠져 사망하는 사례도 있다.

심지어 가끔은 특별히 손쓸 방도도, 손쓸 시간도 없이 그저 나빠지는 것을 바라볼 수밖에 없는 경우도 있다.

아마도 삼중 음성 유방암에는 우리가 아직 다 밝혀내지 못한 분자유전학적 비밀이 숨겨져 있기 때문일 것이다. 그래서 최근에 가장 활발하게 연구되는 영역이기도 하다. 이들 연구의 성과가 삼중 음성 유방암 환자나 그들을 진료하는 임상의사에게 현실적으로 도움을 줄 날이 곧 올 거라고 생각한다. 2상 임상연구에서 좋은 성적을 거둔 약제들이 몇 가지 있으니, 머지않아 그 약들이 우리나라에 들어오기를 기다려본다.

미래가 어떻게 전개될지는 아무도 모른다

의사들은 이러한 의학적 정보를 가지고 유방암을 구분하고 약제에 대한 반응을 예상하며 통계적 평균에 비춰 환자의 기대여명을 점쳐본다. 하지만 사실 환자의 미래는 아무도 모른다. 4기 환자라 하더라도 그의 미래가 어떻게 전개될지는 아무도 모르는 일이다. 환자에게 무조건 긍정적으로 말하는 게 도움이 안 되는 이유는 앞으로 어떤 일이 일어날지 모르기 때문이다. 반대의 경우도 마찬가지다. 많은 악조건을 가지고 있는 환자 중에도 종종 의료진의 예상을 뛰어넘고 좋아지는 환자들이 있기 때문에 '누가 봐도 더 이상은 어렵다' 싶은 상황이 아닌 한 환자를 포기할 수는 없다.

실제로 4기 유방암을 진단받은 많은 환자들은, 비록 마음이 힘들고 괴로워서 방황하는 시간을 갖기도 하겠지만, 대개는 마음을 잘 정리하고 다시 병원에 오신다. 그리고 열심히 항암 치료를 받겠다고 말씀하신다. 그렇게 결연한 자세로 병원에 오는 분들을 보면서, 의사는 그들을 치료하는 사람이 아니고 그들의 투병 의지가 꺾이지 않게 도와주는 사람이라는 생각을 한다. 성공적인 암 치료를 위해서는 의사와 환자의 협력적인 관계가 무엇보다 중요하다.

병원에 반드시 와야 하는 이유

환자의 나이가 좀 많다고, 병기가 4기라고, 몸이 허약하다고, 각종 민간요법에 의지해 식이요법만 하거나 침을 맞거나 기 치료를 받거나 기도원에서 기도를 하면서 병을 키운 다음에 병원에 오시는 분들이 가끔 있다. 심지어 이런 일들에 1년 이상의 긴 시간을 허비한 다음에 오시는 분들도 있다. 제발 그러지 말라고 말씀드리고 싶다.

앞서 언급한 것처럼 4기 유방암이라 할지라도 증상을 조절하고 부분적으로 치료를 하면서 비교적 편안하게 지낼 수 있도록 도움을 드릴 수 있는 방법이 많다. 그러니 병을 더 키워서, 혹은 부작용으로 몸을 상하게 한 다음에 병원에 오시지 말라는 말씀이다.

솔직히 말하자면, 결국 병원에 올 거면서 왜 다른 길을 돌고 돌다가 이제야 오셨냐고 소리라도 지르고 싶은 경우가 꽤 자주 있다. 그렇게 몸이 상해서 컨디션이 나빠진 채 병원에 오면 항암 치료를 시작하기에 앞서 망가진 몸 상태를 회복시키느라 많은 시간이 소모되고, 그러는 동안 정작 치료의 기회를 놓치는 경우가 심심찮게 있다. "이럴 거면 그냥 받던 치료를 끝까지 받으시지, 이렇게 다 나빠져서 오면 저보고 어쩌라는 말이에요"라는 말이 목구멍에서 튀어나오려고 하는 걸 참아야 한다.

이제 막 병을 진단받았을 때, 혹은 잠잠하던 병이 활발해지면서 암의 재발이 입증되고 증상이 나타나기 시작할 때, 항암제는 이럴 때 써야 한다. 몸도 아직은 항암제를 잘 견딜 가능성이 높다. 그러므로 혹시 다른 방법으로 치료를 하고 싶은 분이 있다면, 제발 병원에 와서 의사랑 상의하고 항암제를 맞는 문제에 대해 먼저 검토하시기 바란다. 제발 부탁드린다. 제발.

삶은 계속된다

투병 중 하루하루 일기로 써 내려간 글이 처음 책으로 출간된 후(〈한쪽 가슴으로 사랑하기〉, 2010년), 여러 매체들에서 인터뷰와 방송 출연 요청이 있었다. 치료가 끝난 지 채 1년도 되지 않은 시기에 나의 투병 과정을 다시 이야기하고 누군가에게 희망을 줘야 한다는 사실이 부담스러워서 거의 모든 요청을 고사했었다. 그럼에도 독자들은 책을 찾아 읽고 나에게 메일을 보내기도 하고, 병원에 직접 찾아오기도(!) 했다. 생각지도 않았던 관심에 어리둥절하기도 했고, 놀란 송아지마냥 두렵기도 했다. 그렇게 숨어서 바쁜 전공의 생활을 보내던 중에 책이 절판되었다는 사실을 알게 되었다. 그 후에도 주변에서 누군가 유방암을 진단받으면 혹시 남은 책이 있는지 묻는 연락이 오기도 했고, 환우회에서는 책을 돌려보기도 한다는 이야기도 들렸다. 또 전자책으로라도 재출간을 했으면 한다는 요청도 받았다. 그래도 이제는 가끔씩 들려오는 나의 첫 책 이야기가 조금 반갑기도 하고 아픈 경험이지만 책을 쓰기를 잘했다는 생각도 가끔 들기 시작했다.

치료가 끝난 지 딱 10년이 되는 올해, 다시 한 번 용기를 내보기로 했다. 엄마가 되고, 교수가 되고 하루하루 살아낸 평범한 내 일상이 암을 진단받은 환자와 가족들에게 힘이 될 수 있길 소망하면서 말이다. 무엇보다 투병 중에 수현 언니와 주변 사람들이 나에게 해준 따뜻한 지지대 역할을 이제 누군가에게 돌려줄 때가 되었다는 마음에 개정판 〈유방암, 굿바이〉 출간을 결심했다.

누구나 살면서 몇 번의 고비를 만난다. 그 고비 앞에 주저앉을지, 아니면 넘어보려는 용기를 낼 것인지는 각자의 선택이라 한다. 전문 작가도 아닌 나의 부족한 글을 읽고 암 환자와 가족들이 "우리도 힘을 내서 이 고비를 넘어보자" 하는 용기를 낼 수 있다면, 그것만으로도 나에게는 정말 감사한 일일 것이다.

그동안 좌절과 두려움에 주저앉아 아무것도 하지 않았다면 지금 어떤 삶을 살고 있을지, 생각만 해도 아찔하다. 석 달이면 목을 가누고, 일 년이면 두 발로 걸어다니는 아들의 성장 과정을 보면서 인생의 시간에 대해 참 많은 생각을 하게 되었다.

욕심을 내어 인생의 장기적인 계획을 세우는 것은 아직도 쉽지 않다. 그저 열심히, 소중하게, 행복하게 살려고 노력한 하루들이 모여 10년이 되었듯이, 또 앞으로의 하루하루가 모여 20년, 30년이 되길 진심으로 소망한다. "Life must go on, even if cancer diagnosed!(암을 진단 받아도 삶은 계속된다)"

환자들의 삶과
세상을 알아가는 의사로

의료사회학을 공부했던 나는 환자들의 이야기[narrative]에 관심
이 많았다. 환자들이 자신의 방식으로 풀어내는 이야기를 주의
깊게 듣다 보면, '화성에서 온 환자'와 '금성에서 온 의사'의 서로
다른 두 세계가 충돌하고 있는 것이 느껴졌다. 사회학적 관점으
로 이런 현상을 분석하는 것이 나의 과업이라고 생각했다. 환자
들은 내가 그들의 이야기를 잘 들어주니 나를 '친절한 의사'라고
생각했던 것 같다. 물론 그들의 이야기에서 실마리를 찾아 치료
중 난제를 해결할 수 있었던 것은 예상치 못한 수확이다.

유방암 환자인 경희의 이야기를 꼼꼼히 기록하다 보니, 의사
로서 상상도 하지 못한 환자들의 삶과 세상을 엿볼 수 있었다.
"세상 모든 근심을 다 감당할 순 없지만 병들어 서러운 마음만
은 없게 하리라"는 어느 병원의 설립 이념처럼, 내가 환자들의
모든 근심을 다 감당할 수는 없어도 병이 뭔지 몰라 서러운 마

음은 없게 해주고 싶었다. 그래서 유방암 환자를 진료하는 의사로서 해주고 싶은 이야기를 정리하고 싶었다.

2009년 경희가 유방암을 진단받았고, 2010년에 〈한쪽 가슴으로 사랑하기〉를 처음 출판했다. 당시에는 환자들이 보는 유방암 참고서 같은 수준으로 만들어서 재미도 없을 테고 우리가 일기 형식으로 기록한 것을 책으로 냈으니 흥행에 성공할 리도 없거니와 결혼도 안 한 젊은 경희의 미래(!)를 위해, 책 홍보는 하지 않기로 했고 초판으로 출판을 마감했다.

그런데 이 재미없는 책을 유방암 환자들은 열심히 읽고 공부했다. 심지어 절판된 책을 중고서점에서 사거나 다른 환자에게 책을 빌려 복사해서 보는 환자들도 있었다고 한다. 10년간 새로운 암 치료 방법이 많이 등장했지만, 환자들 입장에서 알아야 할 내용에는 큰 변화가 없어서 꾸준하게 이 책을 찾는 이들이 있었다. 그러는 사이 나는 암 환자를 진료하는 임상의사로 일하다가, 병원을 떠나 제약회사로 소속을 옮겨 의료가 펼쳐지는 다양한 영역에서 일했다. 그리고 다시 병원으로 돌아왔다. 세상에는 의사로서 할 수 있는 신나고 재미있고 멋진 일이 많은데, 그중에 으뜸은 환자를 위해 최선을 다해 진료하는 일이라고 생각했기 때문이다. 유방암 10년 차로 이제 완치의 삶을 누리는 경희를 축하하는 기념, 그리고 내가 병원에 돌아온 기념으로 제목을 바꾸고 개정판 〈유방암, 굿바이〉를 준비했다. 다시 돌아온 진료실에서 환자들로부터 어떤 이야기를 듣게 될지 벌써부터 기대가 된다.